U0110827

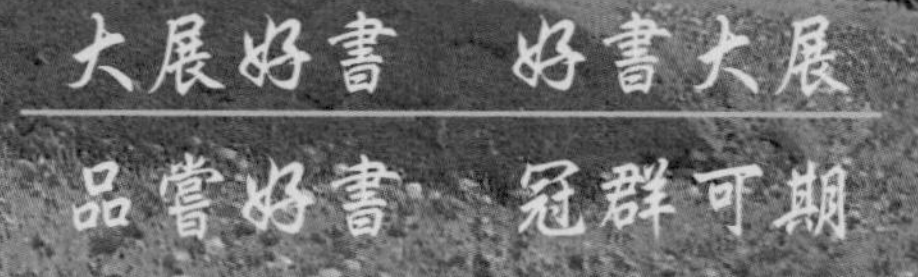
大展好書　好書大展
品嘗好書　冠群可期

傳統民俗療法 12

神奇止痛療法

〈100種點按法〉

漆　浩　　　　・主編
周　榮　吳右龍
陳玉川　于　建・撰稿
吳又安　鍾建華

品冠文化出版社

前言

疼痛是許多疾病的重要表現之一，按照傳統養生的觀點，通則不痛，不通則痛，疼痛是由於人體氣血經絡受到疾病的阻滯導致的症狀之一，因此，採用傳統中醫的點穴、按摩方法能夠迅速疏通人體經絡氣血，快速消除各種疼痛表現。

本書介紹了100種常見疼痛的快速止痛法，它對於人體內臟的疼痛，如胃痛、肝痛、心絞痛等；或是急性病症導致的疼痛，如關節痛、皮膚腫痛、外傷疼痛等；以及各種神經傳導引起的疼痛，如三叉神經痛、坐骨神經痛、枕後神經痛等；或是各種部位的疼痛，如頭痛、腰痛、背痛、腹痛等；以及各種不同性質的疼痛，如絞痛、脹痛、隱痛、裂痛、鈍痛等，共十餘類100多種疼痛的效果十分明顯迅速，許多方法都經過臨床實踐證明有效，更經過有關專家的推薦，適合於廣大養生愛好者和各種常見病症患者進行自我保健時採用。

本書語言通俗，內容科學實用，針對性強，便於自學、自用，毫無任何副作用。相信會受到廣大讀者歡迎。

目 錄

第一章

疼痛如何消除

疼痛是怎樣產生的

在人患疾病過程中，病和痛通常是相提並論的。人們總是這樣問，我什麼時候才能消除病痛？而醫生的職責則是以消除病痛為天職的。

由此可見，病與痛是與生俱來、消之即去的兩個密不可分的重要因素。醫生在治病的同時還必須以消除病痛為己任。

那麼，產生於我們身體各部的疼痛是如何形成的呢？從傳統醫學的角度來看，主要是由於氣鬱、血淤引起氣血不調所致。而中醫點按治療疼痛，恰恰是立足於這一理論而發揮作用的。

中醫認為，人體氣血經絡的阻滯是產生疾病疼痛的關鍵，所以中醫說：「通則不痛，不通則痛」，按摩推拿刺激可提高損傷部位的痛閾和通過大腦皮層的負誘導現象，使大腦對於疼痛的敏感性降低，因而可起止痛作用。這在中醫學中被解釋為通經活絡，行氣止痛。

中醫認為，百病多生於淤。對於外感和內傷疾病所導致的疼痛來說，多是由於經脈的淤阻引起，以致於淤血和疼痛互為因果，一方面淤血導致血脈不通而疼痛，另一方面疼痛引起的痙攣和收縮導致淤血更為嚴重。

而按摩推拿則可使損傷部位的血管擴張，通透性增加，血流量增多，促進和加快淤血的吸收和排泄，同時使損傷組織修復所需要的營養物質供應得到改善，從而使疼痛得到有效控制。

這在中醫學中被稱為是活血散淤的作用。

中醫認為，病痛的產生一方面是有形形體的變化，如腫脹、移位、破裂、變形等，另一方面則是無形氣血的變化，如氣血的虛弱、盛衰、耗散、順逆等，而按摩推拿一方面可使損傷移位之軟組織恢復到原來的解剖位置，一些研究證明，透過推拿按摩，可使病變組織被動解離，使壓擠的組織也得以鬆解；另一方面還可以使混亂的氣血回復到有序的健康狀況中來，從而減輕或控制疼痛。

這在中醫學中被稱為通調氣機、降逆消腫。

另外，中醫認為，疼痛是由於經絡受邪而發生痙攣拘急的結果。而痙攣拘急的產生是由內風和外風導致。內風是指由於氣血經脈的不能而導致的「風中經脈」，即所謂的「中風」，而外風則是指自然界風寒濕變化導致的經脈受阻，即形成所謂的痺症。

「痺」就是「閉」的意思，氣血不通謂之痺。痺就是由於氣血閉阻不通所產生的關節、經絡疼痛病症的總稱。由此在內，產生內臟氣血經絡不通引起五臟痺症，在外，則由於關節肌膚所在的氣血經絡不通而引起關節痺症。

前者是現代醫學所說的心腦血管病，後者是現代醫學所說的關節炎和類風濕關節病，而按摩推拿可以使身體經脈的痙攣減輕，從而使肌肉鬆弛，使痙攣之肌肉解痙，這在中醫學上稱為祛風止痙。

以上正是本書由行之有效的點按方法，迅速解除肌體疼痛的重要機理。

消除疼痛有哪些基本手法

在瞭解了以上有關按摩點穴對疼痛的有效作用之後，如何取得較好的防治效果，就要看對按摩手法的掌握了。一般來說，對疼痛病症的治療手法的掌握主要同下列因素有關。

一、穴位所處的位置

由於位置不同，其肌肉、骨骼、經絡的構造也有所不同，因此，按摩時應有所偏重。

比如：頭部多用梳理之法和點啄之法；面部多用抹法和摩法；頸部多用扳法和揉法；腹部和胸部，則可運用振顫法；肩部多運用推搓之法；會陰部多用點按之法；四肢部用推拿、旋轉之法。

這是因為局部皮膚肌肉的厚薄不同，則刺激強度和方向也不同，如在皮膚表面要注意輕柔而溫和，在肌肉筋骨則要注意凝重而從容。皮膚可採用旋轉式、螺旋式；而在骨節穴位裡要採用點、按式。在一些身體的要害部位，猛烈的按摩方法應禁忌，如頭部、腰部切忌猛烈按摩推動。腰部按摩一般順其肌肉方向由上至下；頭部則儘量使用魚際部局部接觸，順臉部肌肉紋理而走行。腰部還可以配合捶擊及拍打等手法。

二、按摩範圍的大小

單個的穴位可採用較小範圍的刺激手法，如點穴、揉穴、擦穴等。例如揉法就是在病人的某個穴位上，用手指或手掌作回旋揉動。作用為疏通經絡、活血止痛。但對於由多個穴位連成的按摩線路則可運用推、搓之法，而一個按摩區域的刺激則可用較為寬泛的按、推、拿方式。

具體操作手法是：按法是指病人自己或家屬在患者的一定部位上，用手指、手掌進行一起一伏的按壓，由輕到重，有節律且有彈性。作用為散淤止痛、通經活絡，適用於全身各部。

摩法是指病人或家屬在患者的一定部位上，用手指或手掌回旋地在皮膚表面摩動，力量僅達到皮膚及皮下。作用為鬆弛肌肉，消腫散淤。

推法是指用手掌、掌根或手指在皮膚上做向前、向後或左右推撫。作用為舒筋活血、消炎止痛、解除疲勞。

拿法是指在病人的相應穴位上，用拇指和其餘四指相對用力將肌肉拿起，稍停再放開。速度和強度按病情而定。作用為疏通經絡、消除疲勞。

如何根據體質掌握按摩點穴經驗

疼痛的產生多以人體的體質以及疾病的性質有關。一般來說，疼痛的出現都發生在人體氣鬱血淤、氣血不調的狀態中，而這些狀態的產生都與人們的體質有密切的關係，這就要求我們根據體質及狀態的不同，分別採取相對應的按摩點穴治療方法。

一、氣鬱導致疼痛病症的按摩點穴法

氣鬱的人常表現為神經過敏，抑鬱寡歡，喜歡歎氣，動輒哭泣，腰背疼痛，咽喉部有異物感，其按摩時應注意：

1. 方法：通氣法。

2. 功能：通氣消積。

3. 手法：指、擦、抹、壓等。

4. 節奏：輕快短時。

5. 主治：各種氣鬱病症。

二、血淤導致疼痛病症的按摩點穴法

血淤的人常表現為肢體和腰背刺痛，面色暗黑，皮膚色斑，舌質紫暗，四肢青筋暴露，其按摩時應注意：

1. 方法：活血法。

2. 功能：活血通路。

3. 手法：揉、捏、把、捧、扭、搓。

4. 節奏：視病人忍受度而變化。

5. 主治：各種麻木不仁，貧血淤血，風寒濕滑，癱瘓。

三、血積導致疼痛病症的按摩點穴法

血積的人常表現為面色紫暗，皮膚和內臟包塊和腫塊，腹部和頸部靜脈曲張，病人常有外傷史，說話口齒含糊不清，動作遲緩，其按摩時應注意：

1. 方法：破血化淤。

2. 功能：散積破聚軟堅。

3. 手法：搖、推、挪、攏、托、捋。

4. 節奏：重而有力。

5. 主治：外傷腫痛，內傷積聚，病塊壅塞。

四、氣血不調導致疼痛的按摩點穴法

氣血不調的病人常表現為婦女月經不調，失眠健忘，頭暈目眩，四肢痙攣，臟腑虛弱，咳喘和呃逆，其按摩時應注意：

1. 方法：和氣調血法。

2. 功能：調理氣血不調，臟腑失和病症。

3. 手法：撫、摩、拭、運、搖、壓。

4. 節奏：重中含輕。

5. 主治：各種腫痛，失眠，神經不調，臟腑拘攣病症。

五、外傷導致疼痛的按摩點穴法

外傷的病人常表現為局部腫痛變形，活動受限，關節移位。骨折，肢體功能喪失，日常活動不便，其按摩時應注意：

1. 方法：外病外治法。

2. 功能：理筋治氣，止痛消腫。

3. 手法：點按。依「病在上者下治」的原則。取金門、申脈、崑崙、跗陽、復溜、公孫、承山、承筋諸穴點按。

4. 節奏：向上用力。

5. 主治：一切外科病症。

總之，對於疼痛病症的按摩點穴是以陰陽、臟腑、經絡理論為指導的整體辨證論治方法，所以家庭按摩時不僅要熟練掌握推拿技術，還要具備辨證施治的本領，否則收不到理想的治療效果。

特別需要指出的是，對於那些外傷後局部出現嚴重淤腫、血腫、肢體畸形和活動受限的病人；對於那些較長時間推拿治療無效，甚至愈推愈重者，施術者要格外慎重，應進一步診斷明確後再考慮如何施用手法治療。

怎樣運用辨穴方法治療全身各部位疼痛

人體各部位的疼痛與所在部位的人體經絡有著密不可分的聯繫，由於特定經絡的淤阻不同，導致了特定部位的人體病痛，同樣需要對所在經絡進行疏通，使氣血通暢，這樣才能起到「通則不痛」的治療效果。

一、頭痛

前額痛取印堂、上星、百會、頭維、陽白、攢竹、合谷、內庭；偏頭痛取太陽、絲竹空、陽白、頭維、風池、外關；後枕痛取風池、百會、攢竹、後谿、崑崙；頭頂痛取百會、上星、印堂、攢竹、風池、太衝、湧泉；偏正頭痛取頭維、陽白、風池、百會、印堂、太陽、外關、合谷；全頭痛取百會、風池、印堂、太陽。各部頭痛均用食指點按摩。

二、眼痛

太陽、攢竹、絲竹空、合谷、太衝、光明、內庭。食指點按按摩。

三、牙痛

上牙痛取頰車、地倉、內庭、太陽。指針重按，皮膚指重叩；下牙痛取頰車、地倉、合谷、承漿。拇指重按或食指重叩；虛火牙痛取頰車、合谷、太谿、照海、湧泉。以瀉為主。

四、咽喉痛

少商、合谷、內關、列缺、照海。拇指重按或食指重叩，也可重掐少商。

五、胸痛（包括冠心病、心絞痛）

膻中、內關、郄門、大陵、身柱、至陽、肺俞、心俞、膈俞、中三里、丘墟。拇指重按，十指重叩。乳痛：膻中、乳根（乳頭直下約2寸）、梁丘、太衝、足三里、內關。拇指重按、十指重叩。

六、肋痛（包括膽結石、膽道蛔蟲）

期門（乳頭直下3寸許）、日月（乳頭直下近5寸）、阿是穴（即肋部痛點）、支溝、外關、陽陵泉、太衝、丘墟、絕骨。拇指重掐，十指啄叩，肋部痛點可加拔火罐。

七、胃痛

實痛（壓痛、口渴、尿黃、大便乾）選中脘、梁門、至陽、內關、公孫、梁丘、足三里、內庭，拇指重掐，十指啄叩；虛痛（喜暖喜按）選中脘、梁門、脾俞、胃俞、足三里，拇指輕按，十指輕叩，補瀉兼施。

八、腹痛

實痛（壓痛、小便黃、大便乾結）選中脘、天樞、關元、足三里、上巨虛（足三里下3寸）、下巨虛（足三里下6寸），拇指重掐、十指重叩；虛痛（喜暖、喜按、大便稀）選中脘、天樞、關元、氣海、臍中、足三里、三陰交、拇指點按，補瀉併用。臍中還可以用於生薑、蔥白炒鹽外敷法。

九、痛經

關元、氣海、中級、三陰交、地機、脾俞、腎俞。

實證（經前、經期腹痛，色紫暗有血塊）宜拇指重按、十指重叩；虛證（經期、經後腹痛，喜暖喜按、色淡紅）宜補瀉併用。

十、腰痛（包括腎結石絞痛）

實證（風濕、扭傷、結石）宜選用腰陽關、腎俞、腰眼、委中、人中、後谿、崑崙，拇指重按、十指重叩，風濕可加補並配合拔罐；虛證（腰痛較輕、喜捶喜按、勞累加重）宜選用命門、腎俞、氣海、關元、委中、太谿，拇指輕按、十指輕叩，並應加補、拔罐。

十一、風濕、扭傷痛

根據風濕、扭傷所發生的不同部位，選擇局部穴位。扭傷者只針不灸，皮下有青紫腫脹、淤血時，拇指重掐，十指點啄，也可加拔火罐；風濕痛宜按摩、針灸、拔罐併用。

第二章 到底為什麼會疼痛

頭痛意味著什麼

頭痛有 90%都是由緊張及偏頭痛所引起，具體來說包括下列兩種：

一、緊張性頭痛

這種頭痛通常是在整個頭部及頸部感到疼痛，而且很少只痛一邊的。

雖然疼痛的程度可能起伏不定，卻會持續痛幾個星期，甚至幾個月，疼痛只會短暫消失，然後又復發。

這種頭痛通常被形容成「緊箍咒」，是壓迫式而非脈動式的疼痛，而且不會伴隨發燒現象。

患者都會承認自己有了私人的難題，而且生活在壓力下。

二、偏頭痛

在頭痛本身開始發作前幾分鐘或是幾個小時內會有某些前兆症候出現，在這段時間裡，人會覺得疲倦、沒精神或是沮喪萬分，也許會覺得視力有障礙，或是出現其他的精神異常症候。

偏頭痛只發生在一邊，在所有患者身上，頭痛幾乎每回都在同一邊發作。這種疼痛的性質是脈動式的，通常在早上發作，然後在 30 分鐘至 1 小時之後轉趨嚴重。

疼痛也許每隔幾天或幾個星期就會發作一次，要不然就是好幾個月都不會發作。頭痛的時間會持續幾個小時，但少有持續超過 1、2 天的情況。

酒精及某些巧克力之類的食品都可能促使偏頭痛發作。更具諷刺意味的是，偏頭痛常常在人們承受過壓力後，正在放鬆休息時發作。

它們常常伴隨著噁心及嘔吐的現象，睡覺就可以緩解。

為什麼會出現眼睛痛

隨著空氣污染的加劇，我們常會感覺到眼睛出現酸痛的症狀，這種情況還有可能由別的原因所引起，例如任何原因引起的發燒都可能使眼睛酸痛難受。

如果你覺得兩個眼球都痛，全身不舒服，有點發燒，關節痛，那麼你已經得到了流行性感冒。

某些類型的頭痛也會連帶引起眼睛痛，其中以偏頭痛及顳動脈炎最為普遍。

慢性鼻竇炎通常會引起頭痛及眼睛痛。發作時整個臉部變得很敏感，一觸即痛，且常有輕微的發燒。

喉嚨痛由何種原因引起

發燒、喉嚨痛最常見的一種感染是過濾性病毒感染引起的咽喉炎，這時看一看喉嚨裡面，你會發現整個喉嚨已經變成粉紅色。

傳染性單核白細胞增多病。患者在吞咽的時候會非常疼痛。這時整個喉嚨會變得很紅很紅，但是卻沒有像鏈球菌感染時的喉痛那樣會出現白色斑點。身體的淋巴腺，尤其是在後頸部的淋巴腺會腫得很厲害，很容易看得到。

如果患有喉痛的小孩突然發燒，而且持續2、3天都不退。那一定是扁桃腺發炎了。檢查他的喉嚨時會發現喉嚨兩邊各有一個又紅又腫的扁桃腺，上面覆有乳白色略帶黃色的薄膜。還有一種你根本想不到的，就是引起淋病的淋球菌會由於進行口交而從性器官傳染到喉嚨。

頸部疼痛是是什麼在作怪

如果吞嚥時會痛，且痛的部位不是在喉嚨裡，而是在喉嚨前面，頸部外圍的地方，那麼很可能是甲狀腺發炎引起的。

除了頸部本身的疼痛外，頸椎部位的關節炎也會造成肩膀、雙手的麻痺或刺激。你可以自我檢查一下：將你的下巴放在胸上，持續1至2分鐘內都保持這樣的姿態，然後轉動下巴，將它整個移到肩膀的頂端，如果其中任何一個動作再度導致疼痛、麻痺及刺激痛，說明從你頸部分布的神經正被擠壓（壓迫）著，通常是被患有關節炎的骨頭所壓迫。

背痛是什麼病所引起

一般人的背痛可能是因為疲勞所致，肌肉痙攣可能是造成背痛最常見的原因。而中老年的背痛大多因脊柱發生關節炎引起。

許多女性在年老時容易罹患骨質疏鬆症。全身各部分骨骼都會變得疏鬆多孔、脆弱易碎，常發生骨折及骨骼破裂的現象，其中尤以脊椎部位最為嚴重。這種現象不僅會造成很大的疼痛，也會使得婦女患者的身高逐漸變短並造成駝背。

很少有婦女在閉經以前就罹患骨質疏鬆症的。通常都是患有副甲狀腺機能亢進症，這種疾病會引發骨骼疼痛。

而作為年輕的患者，持續背痛的另一項很嚴重的原因是癌細胞已經蔓延進入脊椎的骨骼中。而且，人體腹部裡任何的異狀（如結腸炎或是腫瘤）也可能引起下背部的疼痛。

肩膀疼痛就不要緊嗎

許多人都有肩膀疼痛的體驗，心絞痛或是心臟病發作時，常會覺得胸骨後面有股壓力、沈重感或是疼痛。但是，因為分布在整個胸部中的神經彼此距離太近，有時你反而會覺得疼痛的地方是在肩膀，而不是在胸部。

如果肩膀突然覺得疼痛，轉動脖子比移動肩膀更易加重疼痛，手臂和手部也同時有麻木刺痛的感覺，那麼問題就是出在頸部。

直腸及肛門疼痛不可小視

直腸及肛門疼痛，最常見的是痔瘡、結腸及直腸的炎症或癌症，根據直腸及肛門疼痛的一些特性，可依此分辨出引起疼痛的病因：

如果疼痛持續期間又有腹瀉的症候，則問題可能是出在腹部較上面的位置上，例如結腸炎，但有時也會出現下腹部疼痛的現象。

前列腺發炎通常會導致直腸出現一種非常明顯可辨的不適症候，但小便淅瀝不出是同時出現的重要症狀。

另外，肛門疼痛且伴有血便，這有可能是直腸癌或瘜肉，必須及早就醫。

頻尿伴有疼痛是什麼問題

尿道感染的情況經常會出現，尤其是女性，典型症狀是：每幾分鐘就想上廁所，可是排尿時又覺灼熱難當；或者是發點燒，身體很不舒服，總覺得有「尿意」，但一到廁所，又只能排出少數幾滴尿。

調查顯示，女性得尿道感染的機率是男性的 10 倍，原因在於男女身體構造的不同；由膀胱排出的尿液必須由尿道離開人體，而女性的尿道天生比較短；因此若是性交太劇烈，不注重個人衛生，大便後由肛門向前擦拭到陰道區而讓細菌跑進尿道的時候，就容易使尿道受感染並擴展到膀胱去。如果不接受治療，病菌就會一直留在膀胱區。

膀胱炎（膀胱感染）又名蜜月膀胱炎，是女性常見的不適症。對付它的最好方法就是採取預防措施：性交之前至少喝兩杯水，事成之後馬上排尿；這樣可以沖洗尿道，使之不易受感染。

胸痛一般有什麼原因

炎症、血管疾病、外傷、腫瘤等因素致使支配胸部的感覺神經受到刺激而產生的疼痛，稱為胸痛。

胸痛是臨床上常見的症候。由於不同原因所致，其表現有隱痛、壓痛、灼痛、刺痛、悶痛、窒息痛等輕重不一。患者咳嗽、深呼吸、上身轉動或舉臂時疼痛加劇。嚴重時呼吸困難、面色蒼白、出冷汗等。

1. 急性蜂窩組織炎

是由化膿性細菌引起的皮下組織急性化膿性炎症，與中醫所稱「無名腫毒」類同。皮膚及皮下組織急性炎症時，局部有紅、腫、熱、痛及壓痛。

2. 肋間神經炎

病毒感染、毒素、機械損傷等原因都可能引起肋間神經炎而導致胸痛，其性質多為刺激或灼痛，並沿肋間神經分布。局部有壓痛，以脊椎旁、腋中線及胸骨旁較顯著。

3. 外傷

胸部肌肉損傷會引起疼痛，程度由輕微隱痛乃至劇痛不等。若發生骨折，則在胸廓運動時，由於骨折兩端相摩擦，使疼痛加劇。

4. 頸椎病

有時可引起心前區疼痛，與心絞痛相似，稱為頸源假性心絞痛。一般不伴有冠狀動脈供血不足，無缺血的心電圖改變，疼痛持續 10 分鐘以至數小時，用硝酸甘油治療無效。

5. 心絞痛

心絞痛是冠狀動脈供血不足，心肌急劇或暫時缺血、缺氧引起的。男性發病多於女性，多發生於 40～50 歲以上。

疼痛部位以胸骨後最常見，也可見於心前區，少數在劍突下。疼痛常放射到左肩和左臂內側。疼痛程度不一，可有輕度的壓迫感乃至劇烈絞痛。嚴重時多伴有窒息感或恐懼感。

表現面色蒼白、氣喘、出冷汗等。最常見的誘因為體力活動、情緒激動、飽餐後、寒冷刺激、吸煙等。

6.急性心肌梗塞

心肌梗塞是由於冠狀動脈分支急性阻塞，引起部分心肌嚴重缺血、壞死所致。心肌梗塞發病年齡以 40～60 歲為最常見，男性多於女性。

疼痛部位多見於心前區與胸骨後，也可見於上腹部甚至背部等。疼痛為心肌梗塞最突出的早期症候，比心絞痛更為劇烈。少數也可為隱痛或僅為胸部壓迫感。

疼痛持續時間多為數小時甚至持續數天，常伴有煩躁不安、面色蒼白、四肢發涼、出冷汗等以及血壓下降和心律失常等。

7.胸膜炎

胸膜炎的胸痛於呼吸時加劇。乾性胸膜炎的胸痛呈刺痛或撕裂痛；滲出性胸膜炎的胸痛，可隨滲出液的增多有所緩解或消失，但在滲出液吸收及胸膜發生黏連時，又出現胸痛，並較長時期存在。臨床上多係結核引起。

8.自發性氣胸

肺表面破裂、空氣溢入胸膜腔，稱為自發性氣胸。常突然一側劇烈胸痛而起病，並伴有呼吸困難。嚴重者呈進行性呼吸困難、口唇青紫、病側胸廓飽滿、呼吸運動減弱，多由結核所引起。此外，也見於肺氣腫、矽肺、肺膿腫、肺癌等，均可能因病灶在肺表面破潰或膨大肺泡破裂而引發。

9.膽管疾病

膽管疾病會引起右下胸部疼痛。有時可能由於膽道症候不明顯或被胸痛所掩蓋，而誤診為冠心病。因此，如這些病人的心絞痛經積極治療而效果不顯著，又無明顯的心血管病症時，應考慮到膽管疾患的可能性。膽道疾病多在飽餐後和高脂肪飲食後發病，同時多有上腹痛及消化道症候。

10.食管疾病

如食管炎、食管裂孔疝、食管腫瘤、食管憩室等。其疼痛的共同特點是疼痛常於胸骨後，多在吞嚥時發作或使之加劇。

11.肝膿腫、膈下膿腫

除有全身性發熱等症候外，還會引起下胸前部、側胸或背部疼痛，以右側多見，並可能放射至肩部。局部也有壓痛。由於膈下組織發炎與疼痛，可使膈肌運動減弱。

什麼病從臍周疼痛轉至右下腹

當你突然感到右下腹痛，可能還有發熱，這意味著什麼？

如果你詢問一位醫生，右下腹肚子痛是怎麼回事？他馬上會想到闌尾炎，即由於細菌或自發引起闌尾發炎。

以下的故事許多人都聽說過，一個年輕人突然出現了上腹部疼痛，疼痛持續不可緩解，最後又轉移到右下腹，一按就痛，送到醫院的結果是他的闌尾（俗稱盲腸）被切除了。

急性闌尾炎是急性盲腸炎症，主要表現為：

1. 腹痛，多起於上腹（心窩部）或肚臍周圍部。初為隱痛，數小時後，疼痛加重並轉至右下腹部闌尾所在的部位，疼痛可變為持續或有陣陣加重。

2. 除腹痛外，患者常有噁心、厭食或嘔吐。多數病人有便秘，少數發生腹瀉。

3. 初起體溫正常，繼之低燒或中度發燒。

作為患者，最重要的事情是要懂得闌尾炎是怎麼回事，如你已經感到中下腹痛得厲害，甚至連幾分鐘的緩解都沒有，就應趕快上醫院治療。

上腹疼痛伴心慌乏力可能是什麼病

報載一場醫患官司，起因是一個 20 歲的女孩因為連吃了 9 個羊肉串而引發急性壞死性胰腺炎，醫院搶救不及時導致死亡。這一場災難主要是由於急性胰腺炎本身的急速發展和預後不良導致的。

急性胰腺炎是胰腺本身被其分泌的、含有豐富的各種消化酶的胰液受破壞而產生的炎症。

急性胰腺炎有哪些症候？

1. 上腹部疼痛。程度輕重不一，輕者僅感上腹部不適，重者劇痛難忍，或持續不斷或陣發性劇痛或鈍痛、鑽痛、刀割樣疼痛。

2. 噁心、嘔吐，嘔吐後腹痛並不減輕，上腹常有壓痛，一般僅有低燒。

3. 出血壞死型：煩躁不安、淡漠、唇乾舌燥、脈細數、無尿少尿、休克。

4. 毒素症候：心慌乏力、心律不齊、呼吸急促、窘迫。

5. 死亡。

肩痛、手臂舉起困難由何引起

肩關節周圍炎，簡稱肩周炎。因病變發生在肩關節周圍的軟組織而得名。又由於此病好發於 50 歲左右的中老年人，病後常引起肩關節活動受限，故又稱「五十肩」、「凍結肩」和「凝肩症」。

肩關節炎表現的三大特徵是什麼？

1. 肩部疼痛：多數病人為慢性起病，病程較長，就診時疼痛已數周、數月，初起時疼痛輕微，以後疼痛漸加重，會牽扯到頸、耳根及手臂。在洗臉、梳頭、穿衣時肩痛明顯加重，夜間常痛醒。少數病人起病急、疼痛重。

2. 肩關節活動受限。

3. 肩關節肌肉萎縮。

關節鈍痛伴有摩擦響聲是什麼病

骨關節炎，是一種慢性骨關節疾病。它的主要病變是關節軟骨退化及由於演變而來的骨質增生及肥大。因多發生在老年，又稱：老年性關節炎、增生性關節炎等。

有那些臨床表現呢？

1. 膝關節疼痛：起病緩慢，發展也慢。開始為鈍痛，靜止痛，特別是清晨常會痛醒，但經下床緩慢活動雙膝，疼痛又可緩解。此後雙膝活動過多，關節又出現疼痛。疼痛常與氣候變化有關。

2. 關節活動時不太靈活，並伴有摩擦響聲，休息後不能馬上活動關節，發僵，要經過慢性適應，才能恢復關節的舒展。如發生游離體，會出現驟然劇痛，膝關節不能動彈，醫學上稱「卡鎖」現象，要經過自己耐心、反覆揉摸膝部，轉換姿勢，症候才能緩解。這種「卡鎖」現象常反覆發作。

膝關節無力、疼痛要緊嗎

一位患者訴說，他的膝蓋骨經常發出粗糙的摩擦聲，他很緊張，不知道患了什麼重症。其實這是一種骨骼的退化病變，又稱髕骨軟化症。

髕骨即膝蓋骨，膝關節除股骨、脛骨相互連成關節外，其前面還有膝蓋骨與股骨連接構成的關節面叫髕骨關節。中年之後軟骨退化變薄，膝關節在長期運動過程中，髕骨關節之間相互擠壓、摩擦，可使髕骨軟化。

髕骨軟化症的典型症候有哪些？

1. 膝內、外翻，膝蓋過高過低，大小不同等畸形。

2. 早期症候僅膝關節酸軟無力，以後出現膝蓋骨後疼痛，在半蹲膝及上下樓時特別明顯。

3. 按壓膝蓋骨捻磨時有粗糙摩擦響聲與疼痛。

腹痛到底是什麼病

如果你詢問一個大夫腹痛是什麼病？他很難回答這個問題，因為腹痛可以因一切腹部空腔臟器的炎症所導致。內科大夫的經驗很大程度上就體現在他們對於腹痛的判斷水平高低。

難以判斷腹痛的另一個重要因素是腹痛的性質和程度。空腔臟器痙攣引起的絞痛，疼痛呈陣發性，逐漸加劇並迅速達高峰。病人極痛苦，大汗淋漓，持續若干時間後漸漸緩解，緩解期間病人無任何症候。

實質臟器破裂或炎症引起持續性腹痛，空腔臟器的炎症在持續腹痛的基礎上陣發性加劇，所有這一切都會導致腹痛，相信瞭解下面有關腹部分區及其臟器的知識將對提高腹痛的判斷水平有所幫助。

腹部分區及其臟器

中上腹	左上腹	右上腹	中腹	左側腹	右側腹	下腹	左下腹	右下腹
肝左葉	胃	肝右葉	小腸	左腎	右腎	膀胱	降結腸	闌尾
胃	脾	膽囊		降結腸	升結腸	子宮	乙狀結	盲腸
十二指腸	胰腺					附件	腸	

常見的腹痛有哪些原因及表現呢？

1. 急性胃腸炎

急性胃腸炎的病人多有進食生冷不潔食物或腹部受涼史，繼而表現出陣發性腹部疼痛。急性胃炎的疼痛位置在上腹正中或左上腹，多伴有噁心、嘔吐。可無腹瀉或發熱。急性腸炎的病人的疼痛位置多在下腹正中或左下腹，多伴有腹瀉，腹瀉後疼痛緩解，過一段時間後疼痛再次發作，腹瀉後又可緩解，如此反覆。大便呈稀水樣或粘糊狀，表面無白色膿苔。

2. 急性細菌性痢疾

腹痛症候與急性腸炎的症候相似。病人多伴有發熱和「裡急後重」，大便表面常有白色膿苔或膿點。

3. 急性膽道炎症

急性膽囊炎是細菌感染引起的膽道炎症，多發生於20～40 歲的女性，肥胖者更多見。常在飽餐或進食富有脂肪的食物後發作。急性膽囊炎的主要症候是右上腹持續性疼痛，陣發性加劇，並有右上腹明顯壓痛，常向右背部和右肩部放射。除腹痛外，絕大多數病人伴有不同程度的發熱，體溫可達 39℃～40℃，40℃～50℃的病人出現皮膚黃疸。

4. 膽道系統結石

膽結石的發病情況與膽囊炎相似，並和膽囊炎相互促進，病人會出現突發的右上腹或腹正中絞痛。疼痛多劇烈難忍，病人大汗，呻吟，輾轉反側，四肢發冷，並伴有噁心、嘔吐。多不伴有發熱。但膽總管結石的病人會有三個相繼出現的症候，即腹痛、黃疸和寒戰高熱。

5. 膽道蛔蟲

膽道蛔蟲是農村青少年的一種常見病，其發病特點為突然發作的右上腹鑽頂樣疼痛，並伴有噁心、嘔吐。病人常有便出或吐出蛔蟲史，發作時有時會吐出蛔蟲。病人腹部多無明顯壓痛，這種症候與體徵分離的情況是診斷膽道蛔蟲的一個重要依據。

6. 急性肝炎

病人可以表現為右季肋部脹痛或劇烈絞痛，特別是淤膽性肝炎的病人。同時病人可以出現發熱、食慾不振、噁心、嘔吐及腹瀉等症候。

7. 急性胰腺炎

急性胰腺炎病人多有膽囊炎或膽道結石病史，在飽食或進食富有油脂的食物之後出現急性上腹部、左上腹部或臍周鈍痛、刀割樣疼痛，並向腰背部放射，病人腰部常有束帶感。疼痛於仰臥位較重，坐位或前傾位則稍減輕。多伴有發熱、噁心、嘔吐，重者出現四肢濕冷、脈搏細沈等休克表現。

8. 急性闌尾炎

急性闌尾炎病人的首發症候多為臍周疼痛或上腹疼痛，數小時後轉為右下腹固定性疼痛，陣發性加重，稱為「轉移性右下腹痛」，是急性闌尾炎的標誌。多伴有輕至中度發熱。在發病全過程中，腹部的壓痛點均在右下腹。

9. 急性腸梗阻

急性腸梗阻是臨床常見的急腹症，主要有機械性、神經性和血管性三種，其中機械性腸梗阻又是三者之中最多見的一種。

機械性腸梗阻的主要表現有腹部絞痛、嘔吐、腹脹和排便排氣停止。腹痛的特點為：急性發作，呈陣發性波浪式絞痛，多位於臍周和下腹部，絞痛時伴有腹壁上起包（蠕動波）。

10. 胃、十二脂腸潰瘍

胃、十二指腸潰瘍是引起上腹疼痛的主要原因之一，胃潰瘍和十二指腸潰瘍均引起節律性上腹部疼痛，但二者的發作時間不同。

胃潰瘍多於進食後發現，而十二脂腸潰瘍則多在饑餓狀態下發作，進食後可緩解，常在夜間發作。有胃及十二指腸潰瘍病史的病人如果出現上腹部突發的劇烈疼痛，並很快波及全腹，腹部肌肉緊張如板塊，就應當高度懷疑胃及二十指腸穿孔。

有胃及十二指腸潰瘍的病人，如果出現上腹部劇烈絞痛，疼痛發作時上腹部有移動性包塊，伴有頻繁的嘔吐，嘔吐物中有前日所進食物，可能是幽門梗阻。

11. 急性腎盂腎炎

急性腎盂腎炎偶爾也會引起腹痛，多位於左右側腹，並伴有腰痛。

12. 泌尿系統結石

泌尿系統結石——特別是輸尿管結石，絞痛是主要的表現，多出現在病變同側的側腹或腰部。可為鈍痛，但多數為突發性側腹絞痛，並向同側下腹部、腹股溝、大腿內側放射，發作可能持續數分鐘至數小時，同時伴有噁心、嘔吐、出冷汗、蒼白。發作後多數病人會見到血尿。

13. 盆腔病變引起的腹痛

盆腔炎症多引起下腹部持續性疼痛，並伴有發熱。發病多在月經前期、月經剛結束、流產或分娩後，並有白帶增多、有異味。

卵巢囊腫扭轉多發生在活動時，表現為突然發生的下腹部劇烈疼痛，不敢活動。

異位妊娠（或稱宮外孕）破裂是較常見的嚴重急腹症之一，常被誤診而危及生命。育齡女性有性生活史的病人，突然出現急性下腹疼痛、陰道出血及停經，應高度懷疑異位妊娠破裂的可能。

痛經多發生於經前1～2天及月經第一天，表現為輕至重度的下腹部疼痛，經後好轉。每次月經有類似的發作。

14. 實質臟器破裂

肝、脾、腎等實質臟器破裂常引起相應部位的劇烈腹痛。腹痛多起於破裂臟器所在部位，很快波及全腹。並出現面色蒼白、脈搏細速、出冷汗及表情淡漠等休克表現。

15. 急性心肌梗塞

有冠心病病史的病人，出現上腹部急性疼痛，伴有噁心、嘔吐等，除考慮腹部臟器的病變外，還應高度懷疑急性下壁心肌梗塞的可能。

16. 糖尿病酮症酸中毒

糖尿病病人出現陣發性劇烈腹痛除考慮腹腔臟器病變外，應警惕酮症酸中毒的可能。

頑固性頭痛如何診斷

頭痛是非常多見的，感冒發燒要頭痛；遇到麻煩事情，或是緊張，也要頭痛。這些毛病不大，不理睬它自己也會好。但有些頭痛卻很頑固，有的甚至會危及性命。醫學上把頭痛分為三大類。

一、典型偏頭痛

起病時有先兆，多在晨醒時，有眩暈、不舒適、噁心等感覺，數分鐘後，視覺起變化，出現亮光、異彩、暗點、偏盲以及幻覺，一般持續10～40 分鐘，迅即消失。先兆結束後，緊接著搏動性頭痛，頭痛發作伴有噁心、嘔吐。頭痛持續時間不一，間隔數月或一年發作一次。服用各種止痛藥均難見效。

二、普通偏頭痛

是偏頭痛中最常見的類型，先兆症候不明顯或沒有先兆表現。搏動性頭痛數小時到數天，頭痛發生在頭部一側或兩側，常伴有一些胃腸道症候，如噁心、嘔吐、胃痛、上腹部飽脹感等，常常精神不振，女性發病比男性多見。

三、叢集性偏頭痛

頭痛環繞一側眼球向面頰和額部擴散，伴有面部潮紅、眼球充血、流淚、畏光和鼻塞。每日發作一次至數次，每次持續半至兩小時，疼痛持續數周至數月後自行緩解，患者多見於男性。

以上各種偏頭痛的病因，與顱內顱外血管的收縮和舒張有關。由於血管收縮，腦部血液供應減少，因而出現先兆表現。當血管舒張時，腦血流量增加，故造成搏動性頭痛。

至於周期性血管收縮和舒張變化的原因很多，有遺傳、內分泌、血小板等因素，特別與精神因素、某些神經傳遞物質的增加，以及進食某些食物有關。

持續性胸骨後痛是危險症候嗎

心肌梗塞是冠狀動脈在粥樣硬化的基礎上，血流緩慢，血液在冠脈管腔內凝固，或冠狀動脈持續收縮（痙攣）等原因，使冠狀動脈閉塞同時又無其他部位的血流來補充，嚴重持久的缺血、缺氧而引起急性心肌壞死。心肌梗塞是冠心病最嚴重的一種。病人最早出現最突出的症候是胸骨後或心前區持續劇烈疼痛，大多數病人的典型特點是：

一、疼痛部位和性質與心絞痛相似，但程度劇烈，常難以忍受，疼痛範圍較廣，涉及整個心前區，持續時間至少 15～30 分鐘以上，可達數小時或數天，臥床休息不能緩解，含化硝酸甘油亦無效，往往需要用嗎啡、杜冷丁等才能減輕疼痛。

二、病人常煩躁不安、出汗、恐懼、有瀕死之感，並有噁心、嘔吐和上腹脹痛不適。

三、心肌梗塞發生後，約 75%～95%的病人發生各種類型的心律失常，多發生在梗塞後一至二週內，尤其以 24 小時內為最多。脈搏會過速、過慢或不規整。心律失常多為室性早搏（早跳）、竇性心動過速、竇性心動過緩、心房纖顫、房室傳導阻滯等。

四、心肌梗塞後，由於心肌嚴重損傷，心排血量急劇降低，血壓有不同程度下降，嚴重病人發生休克，收縮壓小於 80 毫米汞柱（10.7 千帕斯卡），面色蒼白、肢端冰冷、青紫、大汗淋漓、脈細而快甚至觸不清、尿量減少、神志恍惚，甚至昏迷。

五、部分病人發生急性左心衰竭，病人突然出現呼吸困難、咳嗽、紫紺、煩躁，嚴重者發生肺水腫。

六、心電圖檢查出現病理性 Q 波、ST 段抬高及明顯下降、T 波倒置或高聳，甚至出現嚴重的心律失常。

七、化驗檢查會出現血清酶活力增高、白細胞增多、血沈加快等。

牙痛與冠心病有沒有關係

「牙痛不算病，痛起來真要命」。人們常用這句話來形容牙痛的痛苦程度。牙痛在每個人一生中幾乎都可以體會到。尤其是人到老年，牙齒本身也出現了許多毛病，牙痛發生的機會也就多了。哪些常見病會引起牙痛呢？

一、三叉神經痛：為突然的、自發的、如閃電樣、撕裂樣、燒灼樣、刀割樣的陣發性短暫的局部劇痛。突然發作，突然停止。疼痛會因說話、進食、洗臉等接觸面部某一部位而發生。因此病人常不敢刷牙、洗臉、進食與說話。多為單側的三叉神經疼，每次疼痛發作歷時數秒至數分鐘，間歇期不痛，夜間一般不發生疼痛。因為其表現常同牙痛相似，切忌亂拔牙。

二、牙痛是冠心病、心絞痛的表現之一，也有些冠心痛（心絞痛、心肌梗塞）的病人在發作時，是以牙痛為主要表現而到牙科就診的，但檢查時找不到牙齒有任何病變，此時要提高警惕。如果老年人平時知道自己有冠心病，而突然出現牙痛時，應立即到醫院檢查心電圖等，以免誤診，釀成大錯。

由此可見，牙痛雖然是一種男女老幼的口腔常見病，但各種牙病都有它特殊疼痛的表現形式，所以老年人多瞭解一些牙病的各種疼痛特點及常識，對自己的口腔保健及疾病的及時治療，是大有益處的。

胸骨上段緊痛是什麼病

隨著年齡的增長，心血管系統也逐漸老化，表現在心包脂肪增多，心內膜增厚，心瓣膜硬化鈣化及冠狀動脈硬化。心肌收縮力逐漸減弱，心臟的傳導系統包括竇房結、房屋結及希氏束等亦逐漸纖維化，主動脈中層硬化，彈性減低，阻力加大，收縮血壓上升。因此，中老年人比較容易患冠心病。

什麼是冠心病呢？冠心病是冠狀動脈性心臟病的簡稱，係指冠狀動脈發生粥樣硬化和痙攣，使血管阻塞，導致心肌缺血、缺氧而引起心臟病。

一、臨床表現

1. 心絞痛即心前區疼痛。這種疼痛位於胸骨上段或胸骨後，性質為緊縮性、壓迫性、悶脹性疼痛，每次疼痛時間約 3～5 分鐘，疼痛會放射至左肩左手。

老年性心絞痛有時表現不典型，部分病人為勞累性呼吸困難代替胸痛，另一部分病人疼痛會放射至前頸部、咽部、下頜部、牙齒。

2. 急性心肌梗塞：表現劇烈難忍的胸痛，常有煩躁不安及大汗淋漓，持續時間超過 15 分鐘，含硝酸甘油無效。

老年性心肌梗塞有兩大特點：一是幾乎一半的病人沒有典型疼痛，表現為上腹痛、左肩痛、咽痛、牙痛；有的完全無痛，而以心力衰竭、心律失常、休克等起病。二是併發症、夾雜症較多，如心力衰竭等。

因此，中老年人出現劇烈、持續時間長的胸痛，或發生沒有明顯原因的氣喘、突然不能平臥、脈搏加快、血壓下降、休克等應警惕。

3. 心功能不全，又稱心力衰竭，表現心累、氣急、腹水及下肢浮腫等。

4. 心律失常及猝死：頻繁性室性早搏、陣發性室上性或室性心動過速等，重則心室顫動或心臟停跳。

二、怎樣發現心力衰竭

中老年人心力衰竭時，表現複雜，多種多樣。心臟病人遇下列情況之一時，應疑及心力衰竭可能，立即送醫院檢查。

1. 出現原因不明的下肢浮腫伴呼吸困難或右上腹脹痛者，是右心衰竭表現。

2. 有心悸、咳嗽、氣急，尤其上樓或上坡時明顯，是左心衰竭肺淤血的早期表現。

3. 突然睡不平，須坐起呼吸，並出現類似哮喘發作者，這是左心衰竭心源性哮喘。

4. 夜間睡眠時突然憋醒，必須坐起呼吸一陣，呼吸困難才算平息，這也是左心衰竭的一種常見表現形式。

5. 突然出現端坐呼吸伴口鼻流出血色或粉紅色泡沫痰，這是急性左心衰竭。

頭痛頭昏記憶力下降怎麼辦

腦血管意外90%是由於高血壓病所引起的，而頭痛頭昏記憶力下降，是血壓在升高的重要表現，因而也是腦中風的先兆症狀。我們知道，高血壓病是中老年人的常見病，也是產生腦中風、心力衰竭及腎功能衰竭的一個重要病因。這就要求我們必須瞭解患高血壓病有哪些症候：

一、高血壓病的早期多無症候，常在體格檢查測量血壓時發現。少部分人表現為頭痛、頭昏、失眠、煩悶、無力及記憶力下降等，還有些人表現為頭脹、頭部壓迫或跳動感。

二、如果高血壓病人病情突然出現變化，主要表現為以下幾種，應及時搶救。

1. 血壓突然急劇升高，表現為劇烈頭痛，噁心嘔吐，甚至視物模糊。

2. 突然心悸、氣短、端坐呼吸、口唇發紺、大汗淋漓，重則咳出白色或粉紅色泡沫痰，此為高血壓病所致急性左心衰竭表現。

3. 發生腦血管意外，病人會突然出現劇烈頭痛、嘔吐，甚至人事不省和肢體癱瘓。

劇烈頭痛、對光敏感可能是什麼病

如你一次次感到劇烈頭痛甚或偏頭痛，且這種頭痛伴有對光敏感、噁心和嘔吐，你可能發現頭痛時你的眼睛對光更敏感，無論何時何地睜開眼睛，雙側瞳孔都是擴張的。通常頭痛過後，瞳孔就恢復到正常大小。

然而，如果你的頭痛僅有一側瞳孔擴張，頭腦不清、對光敏感、噁心且同一側眼睛後方有固定疼痛時，要立即看醫生，警惕腦內出血的可能。

當然這種情況很少見，通常出現在50歲以下的男女，但由於這些身體信號是腦的內出血，即顱內出血的徵象，應立即由家人護送前往醫療治療。

中年胸痛伴乾咳的病因是什麼

胸痛是很多病的症候，應積極尋找病因。

當中年人出現胸痛後，則應警惕肺癌、心絞痛、冠心病等發生的可能性，如近期自感胸部隱痛不適，並伴有乾咳，也就是人們俗稱的「半聲咳」白黏液或血絲痰，則應考慮肺部有出現病變的可能性。

心絞痛是冠心病的一個主要症候，心絞痛發作時，會出現心前區的壓迫感或撕裂感。這種疼痛可以擴展為左臂、頸部和咽喉部，甚至整個胸腔都可以波及到，服用硝酸甘油後，疼痛會逐漸緩解。如果是心肌梗塞引起的胸痛，疼痛還會逐漸加劇，難以忍受，驚恐不安。但是，心肌梗塞引起的胸痛也許可以忍受或只有輕微的感覺，然而這種情況是最危險的，決不可掉以輕心。

除此之外，心包炎、心肌炎、肋間神經炎、肋間肌炎食管孔疝等疾病均會發生不同程度、不同性質的胸痛。因此，最初感覺胸痛的人莫要急於服用止痛藥物。以免掩蓋症候。

重症月經痛逐漸加劇是否要治療

伴隨月經而來的腰痛、下腹痛，如果你每月出現難以忍耐的劇痛以至大汗淋漓時，應懷疑為子宮內膜症，應及早治療。

此種病症過去閉經期前後的女性佔多數，近來20歲的女性顯著增加，沒妊娠仍是最大的原因。該病的特點是子宮內膜與相同組織向子宮外擴散，每次月經從那兒流出有痛感，這種內膜症以卵巢為最多，但波及到腸和膀胱是很令人苦惱的。輕者可用避孕藥丸或垂體前葉抑制劑（炔煙雄烯異惡唑）治療有效。如繼續發展應手術。在廣泛轉移時，治療很棘手，單消除疼痛是不夠，需要進行系統治療。

乳房腫塊脹痛應注意什麼

許多婦女在洗澡或穿衣時無意中發現乳腺出現了增生的包塊，如果這種包塊伴隨脹痛的話，大可不必驚慌，因為這是一種良性的乳腺增生病。乳腺增生病是一種良性疾病而不是癌。它是因雌激素在體內分泌過多，致使乳腺組織中腺體的末端乳管和腺泡以及周圍的纖維組織增生。

乳腺增生病有哪些主要表現呢？

一、乳腺痛：輕者多為脹痛，重者呈針刺樣痛，少數患者感到上臂及腋窩有牽扯性疼痛，疼痛有周期性，月經前加重。

二、乳房內腫塊：常為患者自己發現乳房內有觸痛腫塊。

三、乳頭溢液。

發現上述症狀後要去醫院確診，同時制定治療方案，不必過於驚慌。

繼發性痛經、性交痛是什麼問題

子宮內膜是子宮體部的黏膜層，也是子宮的最內層。如果子宮內膜出現在正常位置以外的人體中任何其他部位時，即稱子宮內膜異位症。

子宮內膜異位症有哪些症候呢？以下四條十分重要：

其一，繼發性痛經。痛多發生在下腹及腰骶部，有時放射至陰道、會陰、肛門。少數患者有裡急後重感覺。

其二，性交痛。

其三，不孕。

其三，月經紊亂。

黃疸背痛可能是什麼病

胰臟可能是最不被人重視的內臟了，但胰臟得了病一般都很嚴重。胰腺癌更是以早期發現困難、預後不良而令人談虎色變。如果出現了黃疸、背痛的重要病狀，就要引起警惕了。

胰頭部癌最常見的症候是無痛性黃疸、脂肪便及白色大便，有時伴有發熱、寒戰，尿深黃、上腹部腫物、下肢浮腫、移走性血栓性靜脈炎等。而胰體部癌會發生劇烈的、難以忍受的疼痛，疼痛常放射至背部，也有發生持續性上腹部和左背部不適，並伴有體重減輕、疲乏無力。反覆多次常規檢查又無特殊發現者，要懷疑生有胰體部癌的可能性。

右下腹疼痛、大便稀有膿血應該重視

大腸癌的早期症候是大便習慣改變；中晚期症候則為腸道梗阻、出血便血，膿血便。

結腸癌是消化道常見惡性腫瘤之一，發病年齡多見於 30～50 歲，男性比女性多。近些年來，結腸癌的發病率日漸上升，結腸癌在我國死亡率較高，佔全部惡性腫瘤死亡率的第 5 位，所以對結腸癌的防治應予充分重視。凡 30 歲以上的患者有下列症狀時需考慮有結腸癌的可能：近期出現持續性腹部不適，隱痛、脹氣，經一般治療症候不緩解；無明顯誘因的大便習慣改變，如腹瀉或便秘等；糞便帶膿血、黏液或血便，而無痢疾、潰瘍性結腸炎等病史；結腸部位出現腫塊；原因不明的貧血或體重減輕。

任何下列症候都可以說明是腸癌。

一、患者感到右下腹疼痛、初起間歇性隱痛，後漸變為持續性伴有大便變稀，排更次數增加，凡膿血便者，可能為右半結腸癌的表現。

二、右下腹部出現包塊而伴貧血，消瘦，乏力的症候者，可能為右半結腸癌的表現。

三、右腹部或左腹部能觸及腫塊，表現凹凸不平，有壓痛，壓之不變形者，可能為結腸癌病的表現。

右腹疼痛、消瘦發黃是癌症嗎

肝癌號稱癌中之王，肝癌早期，病人可無自覺症候和體徵。出現典型症候時多已進入中晚期。常見症候有右脇下疼痛，並伴有噁心、嘔吐、腹脹、腹瀉、食慾減退等，全身症候可見全身乏力，消瘦、發熱、黃疸、出血、腹水等，上腹部觸及包塊，質地堅硬，並有壓痛。因此，肝癌的早期診斷、主要措施應為定期防癌檢查，對患有慢性肝炎史者，和 B 型肝炎表面抗原陽性者，尤要提高警惕。

專家提示有下列五種典型症狀的患者應該警惕肝癌的可能：

一、病人右腹疼痛不適，全身消瘦、乏力，食慾不好，見於中年以上男性者，可能為肝癌病患者。

二、病人常有持續低燒，全身發黃，伴有右上腹部疼痛劇烈而持久，難以止痛者，可能為肝癌病患者。

三、病人自覺右上腹部沈重疼痛逐漸加重，出現腹中水腫，進行性消瘦者可能為晚期肝癌表現。

四、慢性肝炎病人，突然自覺右上腹肝部進行性腫大、疼痛明顯者，可能為肝癌患者。

五、肝癌的早期症候為肝區不適感，中晚期症候是肝區痛，肝大，甚至腹水，黃疸。

腳後跟痛可能是什麼病的表現

足跟痛是由於急性或慢性損傷引起的足跟著力部分以疼痛為主的病症。其原因有多種：

一、足跟部滑囊炎：足跟部有許多滑囊，因穿著不合適的鞋，經常站立或行走於堅硬的地面造成局部壓迫和摩擦而引起炎症。

二、跟骨骨刺：因跖腱膜感染，類風濕病變，跖腱膜過度緊張及老年性退行性變，使跟骨結節跖腱膜附著點局部勞損而發生骨刺。一般疼痛處不紅不腫。

三、足跟軟組織萎縮：多在久病臥後離床站立行走時發生。

四、肥胖、足部畸形（如足外翻、纏足）等，使足跟著力過大，負擔過重均可引起足跟痛。

足後跟痛多發生於中老年人，一旦出現應去醫院骨科就診，並可通過以下方法治療：在鞋內安置橡皮海綿足跟墊；溫水浸泡或理療，用醋酸強的鬆或醋酸可的鬆加普魯卡因，或用利多卡因進行局部痛點封閉注射；平足者可配用平跖足矯形鞋墊；做局部推拿按摩等。

第三章
治療疼痛的常見方法

全身壓痛止痛法

壓痛既是一種疼痛的症狀又是一種治療疼痛的方法。

作為疼痛的症狀，壓痛確實是最重要的異常所見，其次是腫脹、抵抗感或觸及到索狀物等，常表示疼痛併發某些器質性病變，所以，應考慮到是否有潛在性的其他疾病。

作為疼痛的一種治療方法，點穴按摩法就是透過體表壓痛、小丘疹、小硬塊來判斷內臟病變的，因為內臟疾病可以反射性地透過皮下神經末梢與器官和腺體相關聯，從而在按摩的過程中使各個器官功能正常化，即「有諸內，必行諸外」。

在健康情況下，對體表進行點壓不會引起疼痛。當人體內臟患病時，點壓部位除出現壓痛外，還出現小丘疹、小硬塊等病理產物，這種小硬塊稱之為積滯物，這些積滯物的產生，有多種原因。大大小小的這類堆積物在血液循環不良的情況下，很自然地會在其相關聯的器官或組織出現不同程度的功能障礙，即器官、組織與其相應的反射區，是相互通達的一個統一的整體，點壓按摩體表特定穴位或疼痛點之後，與反射區相應的器官、組織之間，就會有良好的血液循環，幫助消除毒素。

所以點壓按摩痛點的過程，就是機體淨化的過程，它使毒素和累積的廢物釋放，並引流到血液中去，由腎和汗腺或由肝臟從膽道、路道排泄出去。故改善血液循環，刺激末梢神經，使神經和內分泌充分發揮自我調節作用，是本療法的重要機理。

因此，穴位壓痛點是一種病理反應。壓痛點容易受到物理壓迫、牽引及曲折等作用的影響，引起生理性障礙而成為壓痛點。

而我們則透過壓痛點的點穴按摩，一方面排除體內毒素和廢物，另一方面藉由經絡氣血的調整而改善疼痛部位的功能和代謝狀態。因此，點穴按摩時應針對下列不同壓痛點進行治療。

1. 皮膚痛：患者主訴有疼痛症狀，並能指出哪裡最明顯。一般說來疼痛範圍較大，多因肌肉纖維組織炎、關節炎或外傷性疾病引起等。點穴按摩時宜輕按，範圍要大。

2. 患者常主訴其疼痛或不適是在做某動作或姿勢時

疼痛最明顯。這種「動痛點」，常見於軟組織損傷引起。點穴按摩時應選擇運動時的痛點。

3. 穴位壓痛：患者沒有疼痛的主訴，在檢查穴位時才能發現穴位存在著客觀壓痛反應。這種穴位壓痛反應不是內臟病變引起的體表「穴位病理信息」反應，這也是點穴治療的主要依據。這時的點穴應注重內力傳達，以使內臟疼痛緩解。

4. 梭狀形粗條索陽性反應物出現表示為急性病。點穴按摩時應採用用力急、速度快的方法加以治療。

5. 扁圓形和細條索陽性反應物的出現，表示為慢性病。點穴按摩時應採用用力緩、速度慢、力量下沈的方法加以治療。

6. 穴位處，肌張力增強，如關元穴表示「元氣足」，體質好；肌張力低，表示「元氣不足」體質弱等。對於這種病人應採取先輕後重的方法，逐漸增加刺激的強度。

7. 在同一個穴位上出現不同形狀反應物時，是表示不同疾病。點穴按摩時應採取多種按摩方法相組合的原則。

在點穴按摩疾病過程中，要留意如下情況：

（1）小刺激大反應：這種病人對疼痛很敏感，其表現是多穴位出現壓痛反應。在這種情況下，只要認真比較其壓痛程度，就能找到治療疼痛的最佳刺激強度。

（2）大刺激小反應：這種病人對疾病不敏感，其表現是出現反應的數量少，程度輕，這種情況以全身而言，治療時應加大刺激強度，以達到明顯效果。

腳部點穴止痛法

這種治療方法根據腳部是人體反射區的原理，採取腳壓點穴的方法加以治療。治療時可以採用拇指或食指指尖，也可採用一自製檢查棒，尖端如圓珠筆尖端即可。用此尖端輕扎探測一下病理反射區，如患者有刺樣痛感，即是病理穴點，即可在此著力按摩。

被按摩者姿勢取臥位，躺下後腳趾朝上，「由上向下」既指從腳趾向腳面方向，也指從腳背、腳掌向腳跟方向和從腳跟向小腿方向。

總之，多數穴位是腳趾向心臟方向按摩（個別穴位也有橫按和由下向上按、點壓）。所有穴位按摩完後，最好再從腳踝部向上推按雙小腿幾分鐘，使患者雙小腿產生熱感，可以強化療效。以下是腳底點穴止痛的常用穴，讀者可根據情況予以採用。

1. 消炎穴

足底後緣中點直上1寸。消炎、鎮痛、抗感染。

感冒、頭痛、鼻竇炎、鼻炎。

2. 升壓穴

內踝與外踝連線中點足底部。鎮靜安神、益氣升壓、抗休克。

適應症：失眠多夢、頭痛、頭昏、癔病、低血壓、休克、昏迷。

3. 解痙穴

湧泉穴內旁開1寸。消炎、解痙。胃腸炎、胃痙等。

4. 過敏穴

湧泉穴外旁開2寸。消炎鎮痛、抗過敏。肩周炎、蕁麻疹。

5. 降壓穴

雙足底拇趾近側趾骨處。調節血壓、擴張血管、抗骨質增生。高血壓、低血壓、頸椎病 。

6. 風濕穴

雙足底外緣，呈帶狀區。活血鎮痛，消腫抗風濕。股部外傷、風濕病、坐骨神經痛。

7. 鎮痛穴

雙足內、外踝下方。消腫鎮痛、祛風濕。

關節炎、外傷、坐骨神經痛。

8. 股部反射區

雙足底外緣。消腫止痛、抗風濕。風濕痛、股部外傷、坐骨神經痛。

9. 生殖區

雙足跟骨內側，踝骨下方。抗炎、消腫、鎮痛、利尿、調經、治肌瘤。

前列腺肥大、炎症、子宮頸炎、脫垂、痛經、肌瘤。

10. 壯陽穴

雙足底跟骨中央。補腎、滋陰、壯陽、調經，促生育，助受孕。性功能低下、痛經、經閉、月經不調，男、女不育。

11. 理腸穴

雙足底中央。抗炎鎮痛，調整腸功能。結腸炎、腹痛、腹瀉、便秘。

耳部點穴按摩止痛法

耳部點穴按摩是一種防治病痛的外治法。耳廓點穴按摩常見有兩種方法，一是自身耳廓按摩法，二是耳廓點穴按摩法，有按、摩、揉、捏、點、掐等手法。

耳部點穴法是根據耳為人體倒置的反射區這一原則進行的。在耳部分布著數百個耳部穴位，它們分別與體內的臟腑器官有著對應關係。而採用按、摩、揉、搓、捏、點、掐等手法不但能夠迅速制痛，對治療疾病也有良好效果。

自身耳廓按摩法用雙手在耳廓不同的部位進行按摩、提捏的一種治療方法。該法長期廣為應用，沒有痛苦，對某些疾病的治療如頭痛、神經衰弱、高血壓等有輔助效果，每日早晚長期按摩耳廓，可以激發精氣、通經活絡、調理臟腑、健脾培中、神腎聰耳，具有一定的保健作用，故有「修其城廓」之稱。

按摩方法如下：

全耳按摩多在雙手掌心摩擦發熱後，按摩耳廓腹背兩面。先將耳廓向後按摩腹面，然後將耳廓向前按摩背面來回反覆按摩5～6次。

亦可先做耳背按摩，雙手掌勞宮穴對準耳背輕輕按揉，然後雙手掌勞宮穴對準耳廓腹部，做全耳腹部按

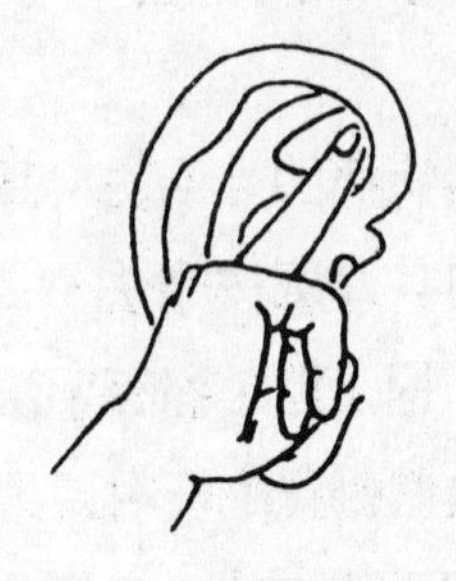

單指按壓

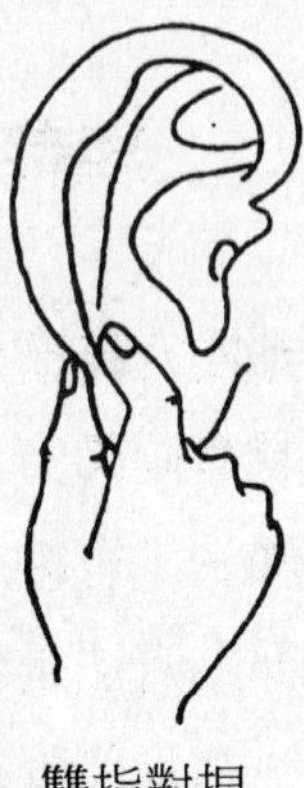

雙指對捏

圖 3-1

摩，正反轉各 18～27 次（圖 3-1）。

捏脊點穴止痛法

中醫認為，人們患病是陰陽失調的結果。從陰陽學說來說，脊在背部正中，為經絡中的督脈循行路線，督脈又有統全身陽氣、絡全身陰氣的功能。透過捏脊可以調理陰陽之氣，使陰陽得到平衡。從而使身體各部的疼痛得到控制和緩解。

由於脊柱的兩側是足太陽膀胱經的循行路線，這條經脈上有臟腑之氣輸注的背俞穴，即心、肺、肝、脾、膽、胃、腎、大腸、小腸、膀胱等俞穴，這些穴位的分布與所屬臟腑的位置接近，所以它們能主治本臟、本腑的有關病症。在捏脊時可根據不同的病情，捏提相應的背俞穴，可以加強療效。總之，捏脊不僅能調整陰陽平衡，還有調理氣血及臟腑功能和疏通經絡的作用，所以捏脊能夠有效解除成人及少兒的病痛。

捏脊時，術者雙手的中指、無名指、小指成半握拳狀，食指半屈，拇指伸直，拇指羅紋面對準食指的第二指關節的橈側，兩者保持一定間距，虎口向前，從尾骶部長強穴處開始，把皮膚捏起來，兩手食指指甲緊靠，沿著脊柱向上推捏，至大椎穴處為一遍，這樣捏 3～5 遍為一次。

一次捏完後雙手拇指在腎俞穴上按揉 30 下，就叫常規捏脊法。為了加強療效，可根據不同的病情，在相應的背俞穴上捏提（圖 3-2）。

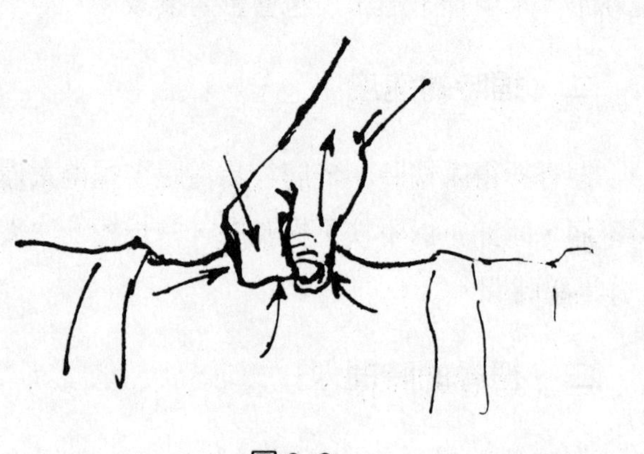

圖 3-2

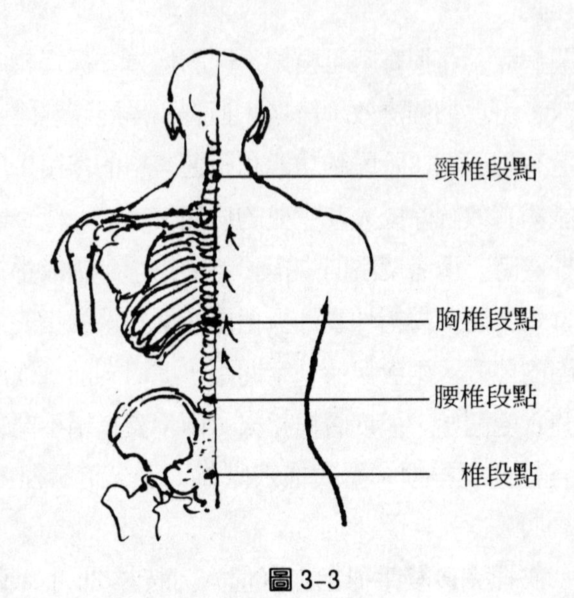

圖 3–3

一、捏皮膚的程度

捏皮膚應以適宜為長。捏緊了，患者會感到疼痛；捏鬆了，不但捏不起來，也會影響療效。

二、捏時的速度

捏脊捏得太快時，皮膚容易滑脫，捏得太慢了會覺得疼痛，因此，以不快不慢為準，常規捏一次大約需要1分半鐘時間。

三、捏脊的時間

捏脊放在早上或空腹時最為合適。如果剛吃過食物，要休息半小時之後再操作。一般一天捏一次，10天為一療程。2～3個療程後可休息幾天再進行。

四、捏脊的穴位

脊椎段穴位於脊椎棘突下兩旁，分布於頸椎、胸椎、腰椎和骶椎四段；胸椎、腰椎旁穴位即為華佗夾脊穴（圖3-3）。

1. 頸椎段點

頸椎段穴位分別位於第4、5、6頸椎棘突下旁開0.5寸處，每側3個穴位，雙側共6個穴位。

主治：頸部、上肢疾患，如頸部及肩關節扭傷性疼痛、肩關節周圍炎、上臂麻痺、癱瘓、疼痛等症。

2. 胸椎段點

胸椎段穴位1～12分別於位於第1～12胸椎棘突下旁開0.5寸處。每側12個穴位，雙側共24個穴位。

主治：（1）1～3主治上肢疾患及胸部疾患，如氣喘、咳喘、咳嗽、胸痛等。（2）胸椎段脊針穴4～6主治胸部疾患。（3）胸椎段脊針穴7、8，主治胸部和上腹部疾患，如腹痛、心絞痛、胸悶、呃逆、泛酸等症。（4）胸椎段脊針穴9～12，主治中下腹疾患1，如肝區痛、胃痛、嘔吐、膽絞痛、膽道蛔蟲等症。

3.腰椎段點

腰椎脊穴位位於第1～5腰椎棘突下旁開0.5寸處。每側5個穴位，雙側共10個穴位。能治療腰痛、關節痛等病症。

4.骶頭脊點

骶椎段脊針穴位於第一骶椎棘突（假棘突下旁開0.5寸），本段只有一個穴位。

主治：骶椎脊針穴主治生殖泌尿系統疾患，如結石疼痛、尿痛、陽痿、遺精、遺尿、尿閉、子宮脫垂、痛經、月經不調、下肢麻痺、癱瘓、疼痛等症。

五、捏脊的注意事項

1. 捏脊時要嚴防感冒受涼：因為捏脊操作是在脊背完全暴露的情況下進行的，最容易傷風受涼，所以房間的溫度要適宜。

2. 治療時，室內要保持空氣流通。

3. 推背刮脊時，手指甲必須邊緣光滑，沒有破損。

4. 要掌握手法輕重，由上而下順捏，手部可以不時蘸植物油或水保持潤滑，以免刮傷皮膚。

5. 推背刮脊療法的體位可根據需要而定，一般有仰臥、俯臥、仰靠、俯靠等，以患者舒適為度。

6. 推背刮脊的條數多少，應視具體情況而定，一般每處刮 2～4 條，每條長約 2～3 寸即可。

7. 刮完後應擦乾油或水漬，並在青紫處抹少量驅風油，讓患者休息片刻。如患者自覺胸中鬱悶，心裡發熱等，再在患者胸前兩側第 3、4 肋間隙處各刮一道即可平靜。

全身運動按摩止痛法

由於疼痛是一種全身性疾病，因此，在治療過程中一定要從整體觀念出發，做到上痛下治、下痛上治、前痛後治、後痛前治，特別是要由體位的變化或身體的運動，找到治療疼痛的最佳治療點，從而一舉消除疼痛。以下介紹幾種行之有效的按摩止痛方法。

一、通經絡止痛法

隨意姿勢，雙手握空心拳，以第二指節、指背面和掌根部著力，叩擊足部，自大腿開始，自上而下，先內外側，再前後側。

叩擊時，要有彈性，手腕靈活，隨起隨落，輕鬆自然用力，由輕漸重，有透力有節律，可反覆叩擊數十次，以舒服輕鬆為佳。

因叩擊部位不同，可不斷變換姿勢或單手叩擊，以利施術。兩側交替進行。還可以運用其他手法擊打。

此方法有舒筋活絡、宣通氣血、緩解痙攣、消除疲勞功用。對於太陽穴疼痛、高血壓疼痛、血管性搏動性疼痛、下肢靜脈曲張、下肢不遂、麻木、無力、膝關節炎等，均有一定防治作用。

二、舒筋骨止痛法

姿勢：坐位、仰臥位均可。被施術側下肢膝關節屈曲，雙手十指交叉於股前，用兩手掌根部或大魚際、小魚際部著力，向中間擠壓股部肌肉，一緊一鬆，呈頓挫性，自上而下移動擠壓。用力要均勻，有一定透力。股前擠壓完後，再擠壓股後側、股內側、股外側，再用同樣方法擠壓下肢遠端小腿部。

根據需要也可以反方向擠壓，為了輕鬆、舒服地完成擠壓下肢，可適當變換體位，因為，擠壓部位不同，雙手和下肢要配合協調。兩側要交替進行擠壓，均以舒服、溫熱感或反覆擠壓數十次為度。

此方法有舒筋解痙、活絡止痛功用。對於頸項疼痛、巔頂痛、兩脇疼痛、肝區痛、坐骨神經痛、肌肉痙攣、下肢痺痿症、下肢肌肉損傷、下肢靜脈曲張、下肢浮腫，下肢疲勞，下肢無力、足下垂等病症，均有一定的防治作用。經常堅持此方法，還能促進下肢血液循環，增強下肢運動功能。

三、解痙攣止痛法

坐位，一側下肢伸直，足跟著地或著床，同側手掌著力膕窩。站位時，首先站穩，身體上部向前彎曲，同側手著力膕窩。側臥位時，著床側下肢屈曲，上側膝關節自然伸直，髖關節和腰部向前彎曲，上側手掌著力膕窩。以上姿勢均以操作方便、持久、舒服為準。操作時，手掌伸直，掌面著力下壓，呈上下往返摩擦，以透熱為度，兩側交替進行。

此方法有舒筋通絡、解痙止痛作用。對於心絞痛、胸膜炎疼痛、膝部軟組織損傷、下肢痺痿、腰膝酸軟無力等均有一定防治作用。

四、利關節止痛法

坐位，下肢膝關節屈曲大於 90°角，身體上部略前傾，以同側手拇指與食、中、環指著力，相對用力拿捏膕窩外側，自上而下、反覆拿捏數次，重點拿捏委中、委陽、陽關、陽陵泉穴。再用對側手，以同樣方法拿捏膕窩內側。重點拿捏委中、曲泉、陰谷、膝關穴。用力時要柔和，有一定透力，上下移動緩慢，但手不可離開皮膚。以溫熱感為佳。兩側交替進行。

臥位時，方法同上。

此方法有舒筋活絡、解痙止痛功用。對腰關節炎、膝部軟組織損傷引起的各種疼痛、下肢不遂、肌肉痙攣、下肢疲勞、無力等均有一定防治作用。此方法還可同時配合拍膕窩、擦膕窩以提高效果。

五、溫經止痛法

坐位、站位、臥位、蹲位均可。用一手大魚際或手掌心發力，緊貼膝關節周圍的皮膚上，進行自上而下、自內側而外側方向的連續不斷的往返摩擦，有一定透力和節律。也可以自外膝眼至梁丘；陰陵泉至內膝眼、血海；陽陵泉至膝陽關；亦可從內膝眼至外膝眼及鶴頂穴平面的橫擦。均以膝部溫熱感為度，兩側交替進行。

此方法有溫經活血、消腫止痛功用。對於婦女腰痛、四肢冷痛、前額痛、髕腱炎等病症均有一定防治作用。

六、活血止痛法

坐位。下肢屈曲，使膝關節抬高，利於操作。雙手相對快速摩擦，搓熱後，雙手儘快吸定膝關節兩側，熨之。也可以邊熨、邊揉動，當感覺手掌略涼時，以手再搓熱，反覆熨膝關節數次。兩側下肢交替進行。操作時，動作要靈活、協調，雙手掌緊貼皮膚表面，使之產生熱量，以感覺膝關節溫熱、舒服、輕鬆為佳。

此方法有舒筋活絡、滑利關節、祛寒活血、消腫止痛功用。對於高血壓頭痛、頸椎痛、下肢麻木、痙攣、屈伸不利、膝關節扭傷、坐骨神經痛、下肢靜脈曲張、浮腫、足膝無力、易疲勞、髕骨軟骨病、髕腱炎等病症，均有一定的防治作用。

一些老年人常說：「人老先從腿老。」就是說，當人開始衰老時，首先下肢的運動功能開始減退，如失去了以往的穩健、有力和靈活性等，而熨膝法，可以促進下肢血液循環，預防或延緩下肢的衰老，並增強下肢的運動功能和抗疾病能力。

七、散淤止痛法

坐位、蹲位均可。膝部抬高，足踏牢，或膝關節屈曲 90°，上身前傾，用同側屈曲的上肢肘尖部著力，吸定膝關節部的穴位上，呈環旋狀點揉，在點揉時，肘和膝要配合協調，用力由輕漸重，有一定壓力，反覆點揉數次，兩則交替進行。重點穴位有梁丘、陰市、伏兔、髀關、陰包、血海、陰陵泉等。

此方法有疏通經絡、活血散淤、消除疲勞等功用。對於下腹疼痛、下肢痺症，下肢不遂、麻木、膝關節炎，肌肉疲勞酸痛等均有一定防治作用。

八、散寒止痛法

坐位、蹲位均可。

肘尖部著力，快速有彈性地擊打下肢上部前側、內側、外側。用力由輕漸重，有一定節律性。為了擊打範圍擴大和擊打方便，肘部和下肢要配合協調，動作和姿勢要靈活。每側擊打 20 次左右或以舒服為度，兩側可交替進行。

此方法有疏通經絡、解痙鎮痛、消除疲勞功用。對於風濕腰痛、勞損腰痛、肩背痛、下肢不遂、麻木、寒冷、膝關節炎等，均有一定防治作用。

此方法可配合屈肘點揉法，重點肘擊穴位有髀點、伏兔、梁丘、陰廉、五里、陰包、曲泉、三陰交等。

九、強壯止痛法

坐位、臥位均可。雙腿抬起，以一側足跟著力，擊打另一側下肢，被擊打下肢要配合動作，此方法關鍵是動作要配合協調，注意尋找適合自己的動作技巧。擊打時用力要由輕漸重，隨起隨落，有彈性，輕鬆自然。為了操作方便，可先擊打足趾、足背、踝、小腿、膝部。反覆擊打數十次或舒服為度，兩側交替進行。

此方法有舒筋活絡、解痙鎮痛，對於婦女痛經、內傷腰痛、坐骨神經痛、腓腸肌痙攣、下肢疲勞無力等病症均有一定防治作用。經常運用此術，可提高下肢運動功能和抗損傷能力。

十、行氣止痛法

坐位、站位、仰臥位均可。

坐位、仰臥位時，雙腿均要抬起，站位時則一足著地站穩。然後，以一側足背著力，擊打另一側下肢，被擊打下肢要配合動作。此方法的關鍵是動作配合協調，注意尋找適合自己的動作技巧。用力由輕漸重，隨起隨落，有彈性，輕鬆自然。

可先從膕窩部開始擊打，從上到下，至足跟，再從小腿外側至足外側。也可根據自己的具體情況，從遠端向近端擊打或只選擇某一部位擊打。以舒服、溫熱、麻脹感為度，兩側交替進行。

此方法有舒筋活絡、解痙鎮痛、消除疲勞功用。對於疝氣疼痛、產後腰痛、坐骨神經痛、下肢麻木、寒冷、半身不遂，腓腸肌痙攣、下肢疲勞、無力等病症，均有一定防治作用。

十一、補腎止痛法

坐位、臥位時，雙下肢均需抬起。站位時，一足著地站穩，以一側拇趾和腳掌內側部著力，快速、有彈性地擊打，用力要由輕漸重，有一定節律、有透力。雙下肢的動作要配合協調，以施術腳掌內側部著力擊打。從膝關節至足末端均應擊打到，重點是膝、踝部和相應的重點穴位。以舒服、熱、麻脹感為度，兩側交替進行。

此方法有補腎壯陽、強身，解痙鎮痛、消除疲勞功用。對膝關節炎、從骨神經痛、下肢不遂、麻木、寒冷、腓腸肌痙攣、足跟痛、下肢疲勞、無力等病症，均有一定防治作用。

十二、柔肝止痛法

坐位時，臀部著凳前 1／2 處，被擊側腿前伸、足平穩著地，另一側足抬起，以大拇趾、二趾末端著力，擊打對側下肢。

站位時，單足著地，身體站穩或手扶固定物體，另一側下肢屈曲抬起，用足趾端著力，擊打對側下肢。

臥位時，雙腿均抬起，施術側腿在下，用足趾部著力，向上擊打對側下肢。

以上動作均要配合協調，用力由輕漸重，要快速、短暫、有彈性、有透力地擊打，有一定節律，以麻、脹、能忍受為度，兩側交替進行擊打。從上至下擊打，重點穴位有委中、承筋、承山、崑崙、三陰交等。

此方法有柔肝養血、解痙鎮痛、消除疲勞功用。對於下肢疼痛、活動不遂、麻木、足膝痛、坐骨神經痛、腓腸肌痙攣、下肢痺、痿症均有一定防治作用。

第四章
內臟疼痛

心絞痛

心絞痛是冠心病中最常見的一種類型。它以發作性胸痛為特點，由於心肌血液供求不平衡，引起短暫心肌缺血的結果。

心絞痛的最常見原因是冠狀動脈粥樣硬化造成血管腔狹窄或痙攣，也可能是心肌炎、主動脈瓣狹窄或關閉不全、冠狀動脈炎、甲狀腺機能亢進、嚴重貧血等原因引起。本病多發生在 40 歲以上的中老年人，男性多於女性。常為情緒激動、勞累、劇烈活動、飽餐、過度飲酒或吸煙、受寒淋雨所誘發。

心絞痛是心血管系統常見病。表現為胸悶、發作性心前區或胸骨後悶痛，持續 3～5 分鐘，休息或含服硝酸甘油或速效救心丸後可緩解。除此之外，也可以採用下列穴按摩方法加以治療。日常生活中有各式各樣的心絞痛發作，防治的方法也不盡相同。

一、輕症療法

方法 1

突感心前區不適，臉色蒼白出冷汗，當時無處尋醫，如果你瞭解腳部穴位病理按摩，可請患者用溫水洗腳，同時點按心臟、腎臟反射區，採取輕——重——輕手法點壓 5 分鐘後，症狀緩解，接著又推按泌尿路（腎、輸尿管、膀胱）10 分鐘。

方法 2

以拇指或中指按揉患者足部的心臟、腎臟反射區各 1 分鐘，然後，以掌根重擦患者雙側足心、足跟及足跟腱與內外踝結合部，如此反覆操作 1～3 分鐘。

當患者體質恢復較好時，可做踏板按摩，每次 2～5 分鐘。

方法 3

第一節：以拇指指腹自腳跟向腳趾方向輕手法推按；

第二節：以食指第二指節背面向腳趾方向中手法推按；

第三節：以一手持腳，另一手半握拳，食指彎曲，以食指第一指間關節頂點施力，由腳跟向腳趾方向重手法按摩 3-4 次。

方法 4

足趾不能像手指那樣屈伸自如，可伸直兩腿，用一柔軟繩套，套在趾端，用手拉放 100 次即可。在繩的另一端結一小圈，用時套上，拉完取下，非常方便。

方法 5

腎經在足心，自療運動方法：坐床上，兩足相對，距離半尺許，以手搓同側足心，由足趾到足跟 100 次。另一方法，一手握同側足趾，另手搓足心，由足趾到足跟往復算做一次，搓 50 次。

方法 6

以一手揉搓對側腳心 50 至 100 次，對於防止或治療心絞痛具有顯著效果。因為離心臟較遠的血管變硬、變窄時，心臟要將血液送達此處的力量增強，就會使血壓升高。活動身體時肌肉會伸縮，而肌肉中有很多血管，肌肉的伸縮具有泵的作用，有助於血液的循環。血液不能光靠心臟的力量流通，還要靠血管本身的伸縮、肌肉的泵等，而採用揉搓腳板的方法可以幫助血液從腳尖再回到心臟。用手指揉捏，要很有耐性地揉捏，但是突然給予太多太強的刺激並不好，一定要慢慢增加。

方法 7

第一節：用手掐按至陽穴（背脊第七胸椎下）、腕骨穴（手外尺側豆骨旁）、靈道穴（手內尺側腕橫放後一寸五分）、內頭穴（手側腕橫放正中線後 2 寸）。一般按壓1～3分鐘疼痛可緩解，如能配合藥物使用，效果更佳。

第二節：雙掌相對快摩擦、搓熱後，一手掌吸定心前區，另一手著於對側手背之上，熨心區，邊熨邊輕輕揉動，以助透熱。兩手用力要均勻，有一定壓力，揉動應緩慢。當感覺手掌略涼時，再快速搓熱，反覆熨揉心區數次或以感覺輕鬆、舒服、溫熱感為佳。此方法有清心寧神、通血脈功用。

二、重症療法

方法1

體位：坐位。

部位：腳掌。

操作方法：以一手拇指重按對側腳掌心臟反射區。自上向下推按。心臟反射點位於雙腳腳掌第1跖骨上端，位於雙腳胃反射區的上緣是心臟第二病理反射區。

功效：行氣止痛。

時間：約3分鐘。

說明：本法也可用於心臟各種疾病之輔助治療。

方法2

體位：坐位。

部位：腳趾。

操作方法：以一手拇指及食指揉捏腳趾至陰穴。至

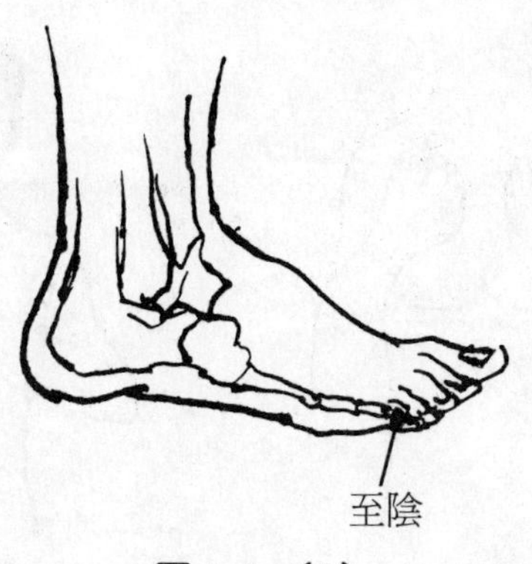

圖 4-1-（1）

陰穴在第五趾指甲生長處的外側，可說是身體最末端的部位，要用手指充分揉捏〔圖 4-1-（1）〕。

功效：活血、通絡。

時間：約 5 分鐘。

方法 3

體位：坐位、站位、仰臥位均可。

部位：胸部。

操作方法：一手五指自然併攏，掌指關節微屈，以虛掌從上向下拍擊胸部。腕部擺動輕鬆自然，有彈力，內部感到有震動力，上部拍力稍大，下部力量可減小，拍擊時，從上到下，由內向外，胸部均拍遍〔圖 4-1-（2）〕。

功效：行氣活血。

時間：3～5 分鐘，兩側交替進行。

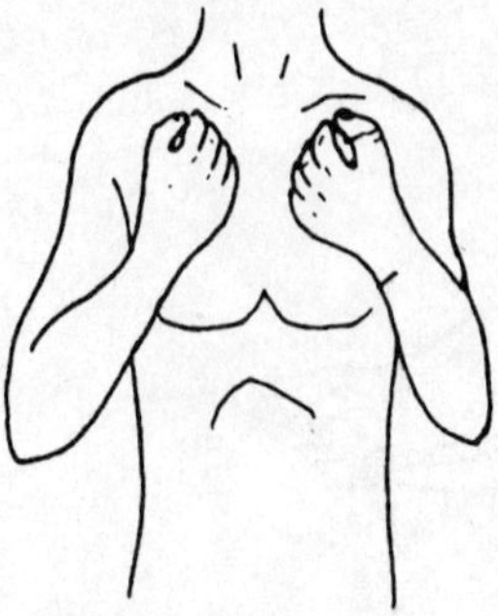

圖 4-1-（2）

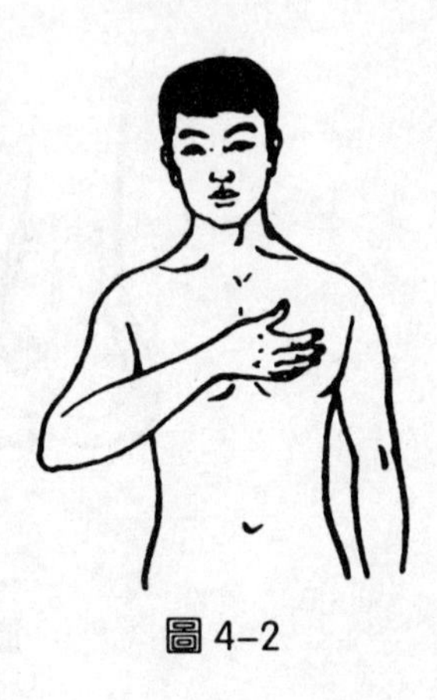

圖 4-2

方法 4

體位：坐位或仰臥位。

部位：心前區。

操作方法：雙掌相對快速摩擦、搓熱後，一手掌吸定心前區，熨心區，邊熨邊輕輕揉動，以助透熱。用力要均勻，有一定壓力，揉動應緩慢。當感覺手掌略涼時，再快速搓熱，反覆熨揉心區數次或以感覺輕鬆、舒服、溫熱感為佳（圖 4-2）。

功效：清心寧神，通血脈。

時間：3～5 分鐘。

方法 5

體位：坐位或仰臥位。

部位：心前區。

操作方法：兩手相叉，用兩手掌心快速輕輕搓摩心

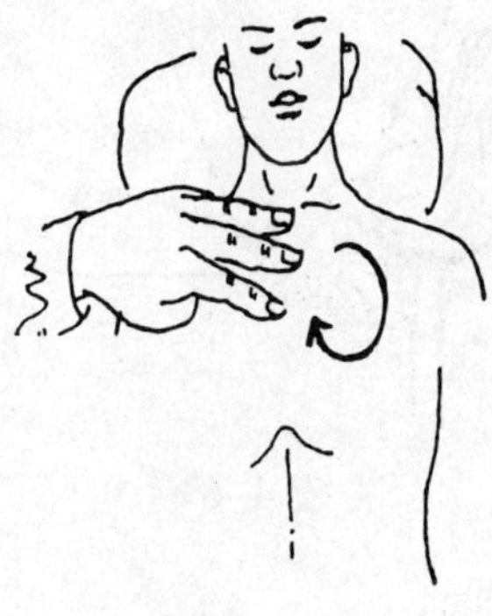

圖 4-3

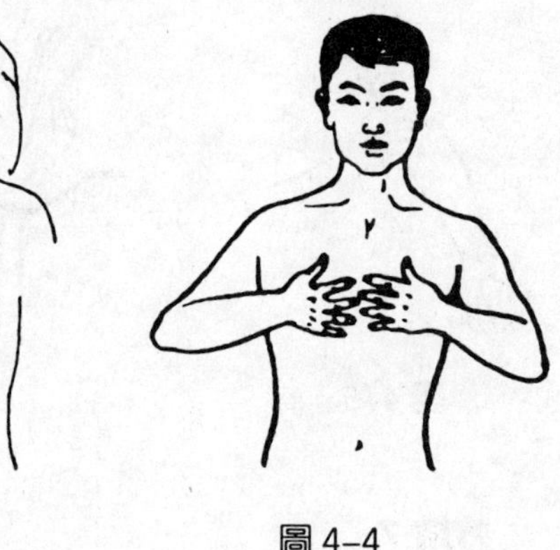

圖 4-4

前區 30～100 下。兩手掌心快速搓摩心前區（圖4-3）。

功效：能使心區血流暢通，對心悸、心律不整以及心肌缺血、梗塞等症有一定緩解和調整作用。

時間：3～5 分鐘。

方法 6

體位：坐位。

部位：心前區。

操作方法：用雙手掌很有節律地輕輕地叩打胸部；叩時呼出肺氣，屏氣不吸，每拳叩打 20 下（圖4-4）。

功效：通經絡，祛血淤。

時間：3～5 分鐘。

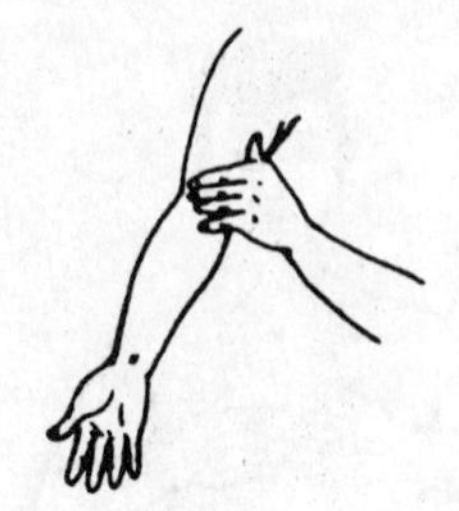

圖 4-5

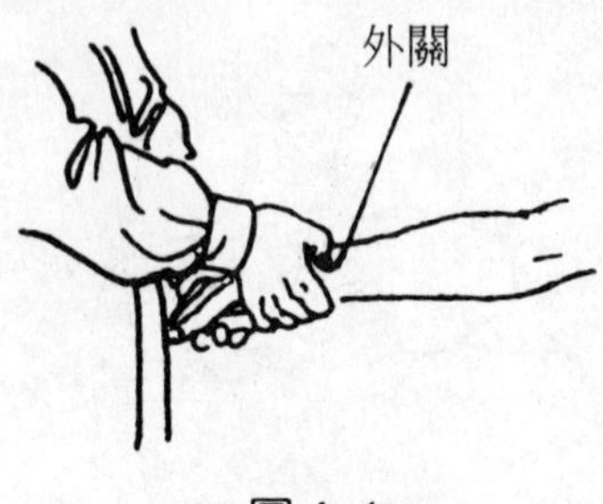

圖 4-6

方法 7

體位：坐位。

部位：肩部。

操作方法：用一手拇指指腹吸定極泉穴，中指指腹吸定肩髃穴，其餘三指分別按於中指兩側。然後作相對用力、一鬆一緊、自上而下循序移動，用力由輕到重，動作協調，有連續性。先理內外側，再理前後側，從肩部理至手掌。兩側交替進行（圖 4-5）。

功效：通經活絡，活血。

時間：3～5 分鐘。

方法 8

體位：坐位。

部位：上肢。

操作方法：患者端坐平伸上肢，按摩者以一手拇指掐定患者外關穴（外關穴在腕橫紋後 2 寸，俯掌取之）20 次（圖 4-6）。

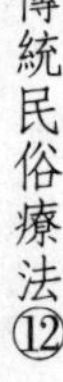

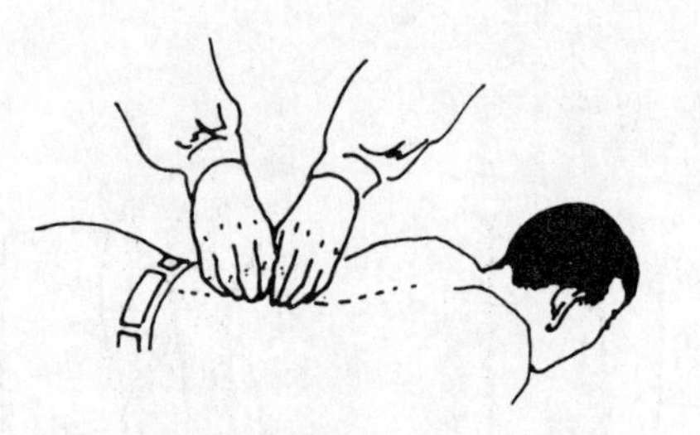

圖 4–7

功效：祛邪通絡，活氣血。

時間：3～5 分鐘。

說明：本法適用於心絞痛、胸肋痛病。掐外關穴以局部酸脹疼痛、向上肢放射為妙。

方法 9

體位：俯臥位。

部位：脊椎第七胸椎下。

操作方法：由家屬用手撥動至陽穴（在脊背第七胸椎下），一般每側撥動 1～3 分鐘疼痛可緩解（圖 4-7）。

功效：行氣活血止痛。

時間：5～10 分鐘。

方法 10

體位：坐或臥位。

部位：肘部。

操作方法：以一手點按對側天井穴。天井穴在肘外

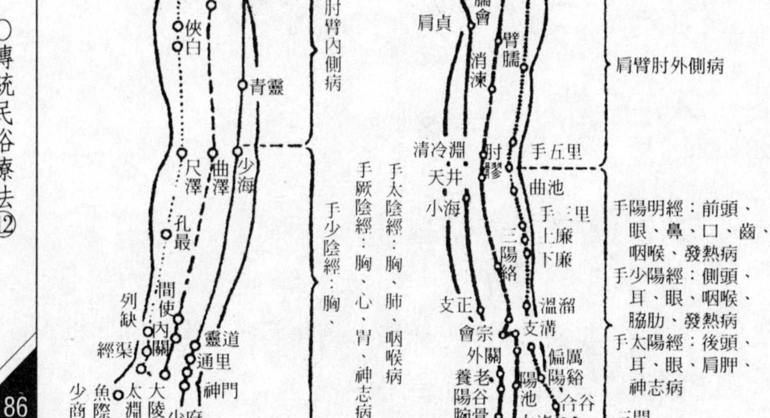

圖 4-8

大骨之後，兩筋間陷中。見上肢圖（圖 4-8），點按天井穴施補法。

功效：寬胸理氣，補三焦元氣。

時間：3～5 分鐘。

方法 11

體位：坐或臥位。

部位：腳趾部。

操作方法：一手拇指及食指點按或揉擦少衝穴。少衝穴在小指橈側（圖 4-8）。

功效：寧心安神，泄熱通經。

時間：3～5 分鐘。

方法 12

體位：坐或臥位。

部位：上肢部。

操作方法：以一手拇指及食指點按對側經渠穴。經渠穴在寸口陷中，取穴時在橈側莖實內側緣，腕橫紋上1寸，橈動脈外側緣。

功效：清肺降氣，疏風解表。

時間：3～5 分鐘。

方法 13

體位：坐或臥位。

部位：上肢部。

操作方法：以一手拇指尖掐對側的神門穴，向手指方向用勁。神門穴在掌側腕橫紋尺側端稍上方凹陷處（圖 4-8）。

功效：行氣化淤，止痛。

時間：兩側各約 1 分鐘。

方法 14

體位：坐或臥位。

部位：手腕部。

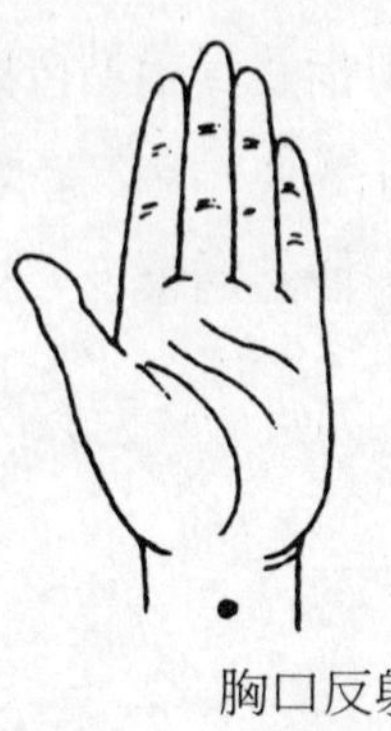

圖 4-9

操作方法：以一手拇指點按手掌部胸口反射區。胸口反射區位於雙手手掌部手腕第二道橫紋線中點（圖 4-9）。

功效：行氣活血。

時間：兩側各 3 分鐘。

肝　痛

肝病是現代病之一。生活不規律或是常常喝酒過量的人或多或少會傷害到肝臟，從而出現肝區疼痛的主要症狀。肝區疼痛是一種以身體右肋下肝區位的悶脹疼痛為主要表現的病症，多由於肝病引起的血淤氣滯、經脈受阻所致。慢性肝炎、肝硬化、肝癌等病症常會出現持續性或突發性的肝區疼痛。

一、輕症療法

方法 1

可以採用脇下平擦治肝區痛。

首先仰躺，雙手手掌在肋骨下由右手至左摩擦約50 次，姿勢不變，然後雙手在肝臟下的肋骨上輕輕敲打約 50 次左右即可。

方法 2

將欲施術的足趾，抬起放於對側膝關節上部，同側手握住被施術足背，另一手拇指指腹，緊叩住中指甲端，並用力突然滑脫而彈出，使指痛著力擊中被施術的足趾，並依次彈擊五趾，動作要配合協調，用力要由輕漸重，以能忍受為度。

方法 3

兩膝彎曲，蹲下，將雙手指尖扳插在左邊脇骨下的部分，由左上向右下橫向揉擦肝區，以局部有熱感、疼痛減輕為度。

二、重症療法

方法 1

體位：站位。

部位：頸部。

操作方法：先以手法端提頸項筋骨，再用布纏頭二

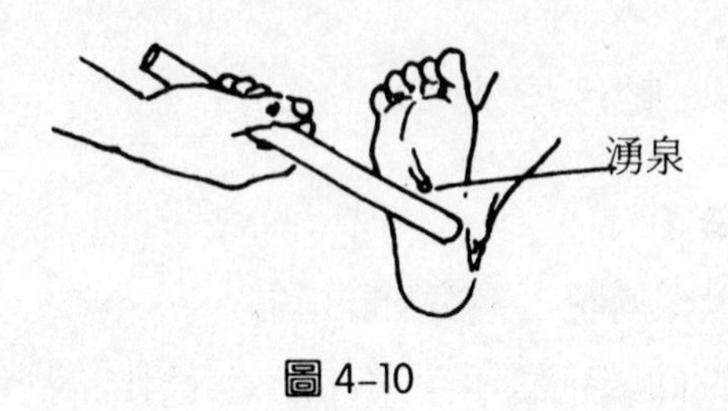

圖 4-10

三層擰緊；後以木棍（手掌握拳）輕輕拍擊足心的湧泉穴，令五臟之氣上下宣通，淤血開散而不奔心，嘔呃止而神自安（圖 4-10）。

功效：止疼痛，通經絡。

時間：3～5 分鐘。

胃　痛

胃痛，是以上腹胃部心窩處發生疼痛為主症（包括現代醫學胃炎、胃十二指腸潰瘍等病症）。胃痛表現：以腹痛為主，疼痛限於上腹部，有慢性、周期性和節律性三個特點。胃潰瘍疼痛多發生在飯後 0.5～1 小時。

中醫認為，胃痛常由寒邪侵襲、飲食失節、情志不暢等原因引起。胃痛又稱為胃脘痛。每因情志因素而作痛或表現為胃脘疼痛，痛有定處而拒按，或痛如針刺感，食後痛甚，或胃痛隱隱，口燥舌乾，大便乾結，舌紅少津。胃及十二指腸潰瘍、慢性胃炎等病以胃痛為主要症狀者在中醫均可按胃脘痛論治。

一、輕症療法

方法 1

一手握住一足背，用另一手拇指指腹，與中指扣成環狀，然後用力突然滑脫而彈出，使指背著力擊中被施術的足趾，並依次彈擊五趾，動作要配合協調，用力要由輕漸重，以能忍受為度，兩側交替進行。

方法 2

1. 用拇指按壓第三厲兌穴（腳第三趾趾甲底側正中間）及第三趾趾腹各5～8分鐘，每日1～2次。

2. 揉搓足大拇趾、第二趾、第三趾、第四趾及小趾15～20分鐘，揉壓足後跟、大都穴各5分鐘，每日1次。

3. 若第二趾趾關節僵直，彎曲時困難，並且感到疼痛者，容易得胃潰瘍，故每日須按壓第二趾，並且拉趾尖，將趾頭往下彎曲。一般活動10～15分鐘，每日1～2次即可。

4. 重擦足內外緣及足底，每次20～30分鐘，每日1～2次。

方法 3

第一節：患者仰臥床上，雙手相互摩擦至發熱後，置於疼痛部位，按壓1～2分鐘。

第二節：全腹掌摩 1～2 分鐘。

第三節：上腹部掌揉 1 分鐘。

第四節：以兩手貼按於腹部，施振顫法於全腹部 1～2 分鐘。

第五節：以一手或兩手四指併置於上腹部之巨闕、幽門穴處，自上向下呈直線摩動經中脘、下脘至臍上水分穴平高處止，反覆摩按 5～10 分鐘。

第六節：患者仰臥，以拇指或手指掌側併置於上腹部上脘穴處，沿腹正中線向下點按，反覆操作 5～10 分鐘。

第七節：以拇、食指分別置於前臂屈側內關穴及伸側外關穴處，合按 3～5 分鐘。

第八節：先以輕快的手法，全掌順時針揉胃脘及腹部各 100 次；在中脘穴部自左而右以波浪法及震蕩推摩脾胃 30 次，再以八字摩法 60 次，使胃腑有溫熱感。

第九節：用右手的食、中、無名、小指四指併攏，先在胃脘部的上、中、下三脘穴進行輕輕摩推 30 次，以順時針方向進行。再點揉雙側足三里、雙側三陰交。

第十節：用掌摩法先在上腹部摩運 3 分鐘，再移至中下腹部摩運 3 分鐘。

方法 4

1. 右手小指，放在左腳大拇趾根部，手指與腳趾成直角，接著將無名指及中指的根部照上述所說，依次輪流做。食指指壓這些部位會覺得疼痛，不妨再做右腳看看，這是指壓腳上胃腸的穴道。

2. 輕揉腹部，以臍為中心，雙手重疊，勞宮穴相重，對準肚臍，順時針，由小到大轉圈揉 36 次，反時針由大到小揉 36 次，最後定點在臍。注意轉揉最大圈時，上到劍突下、下到恥骨聯合，不要再加大。揉時用力輕緩，手掌觸及皮膚（及衣服），皮膚有感覺即可。

二、重症療法

方法 1

體位：俯臥。

部位：背部從大杼穴至關元俞穴連線。

操作方法：以兩拇指置脊柱一側之內緣，其餘四指掌側置其外緣，自背部上方大杼穴平高處，從上向下拿提背部及腰部肌肉至腰骶部之關元俞穴處（圖 4-11）。

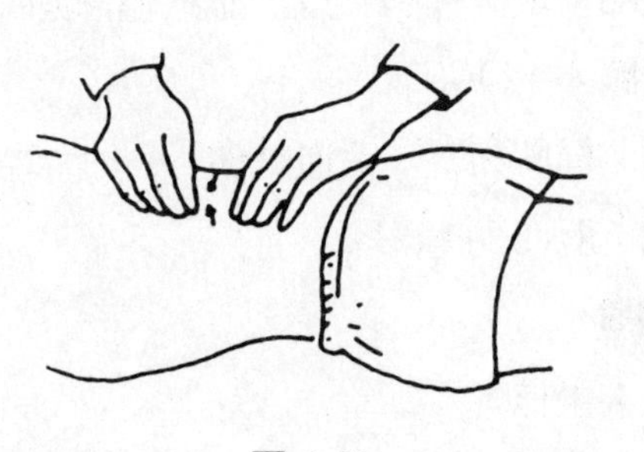

圖 4-11

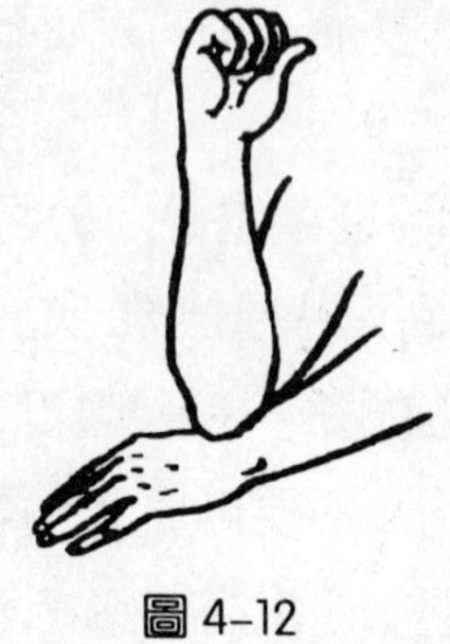
圖 4-12

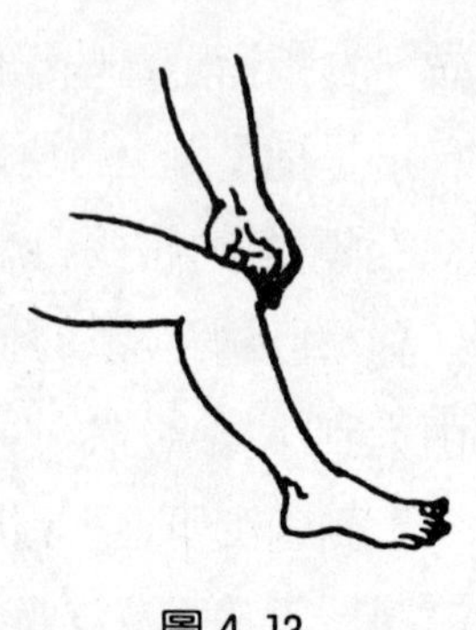
圖 4-13

功效：行氣通絡，散寒止痛。

時間：反覆操作 3～5 分鐘。

方法 2

體位：坐位。

部位：肘部。

操作方法：一側手臂放於桌面上，高度適宜，手心向下，另一側肘關節屈曲，以肘尖部著力，吸定對側的腕部，肘用力要穩、均勻，有一定壓力，動作要協調，揉時肘尖部呈環旋轉動。以舒服或溫熱感為佳，兩側交替進行（圖 4-12）。

功效：健脾和胃、活血祛淤。

時間：3～5 分鐘。

方法 3

體位：坐位。

部位：膝部。

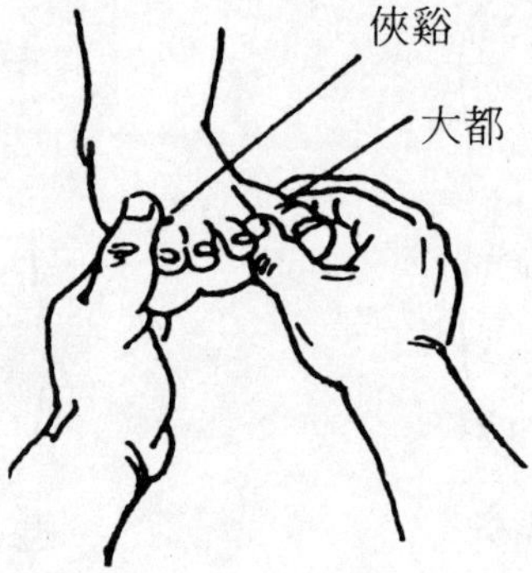

圖 4-14

操作方法：雙下肢自然伸直，膝關節部放鬆。用五指指端著力，按壓於髕骨周圍，用力拿住髕骨，並稍提起，作緩慢持續的上下左右活動，以理想、舒服為佳。兩側交替進行或同時拿捏（圖 4-13）。

功效：緩急止痛。

時間：3～5 分鐘。

方法 4

體位：坐位。

部位：腳趾部。

操作方法：於午時（11～13 點）點按大都穴。大都穴在足趾本節後前陷中，在拇趾內側第一趾關節前下方凹陷處，赤白肉際（圖 4-14）。

功效：瀉脾熱，助運化，導積滯。

時間：3～5 分鐘。

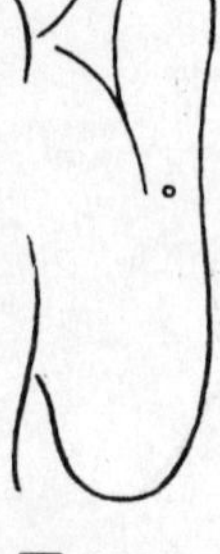

圖 4-15

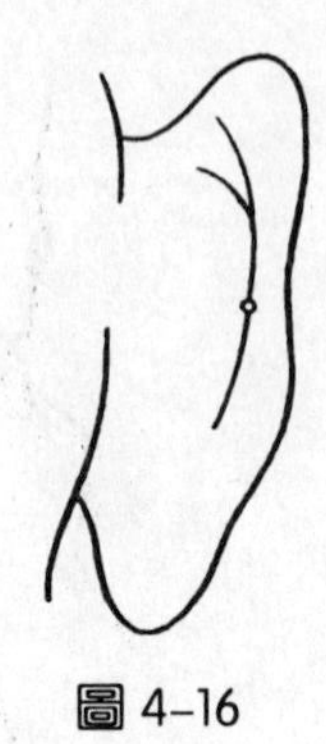

圖 4-16

方法 5

體位：坐位。

部位：耳部。

操作方法：以一手指揉捏對側耳輪腳消失處的耳背部（圖 4-15）。

功效：健胃益脾。

時間：5 分鐘。

方法 6

體位：坐位。

部位：耳部。

操作方法：把黏有王不留行籽的 0.5 平方公分的膠布，準確地貼壓在耳穴上，囑患者每天每穴按壓 5 次（圖 4-16）。

功效：健脾止痛。

時間：每次 4 分鐘，隔天一次。

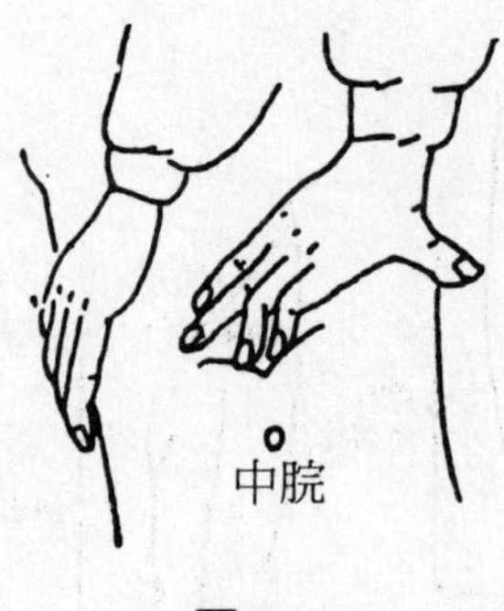

圖 4-17

方法 7

體位：患者仰臥。

部位：胃脘部。

操作方法：按摩者以一手揉摩中脘穴（中脘穴在臍部正下 4 寸），呈順時針方向進行，按摩時應平揉中脘穴，順時針進行按摩的方向是十分重要的（圖 4-17）。

功效：行氣止痛。

時間：3～5 分鐘。

方法 8

體位：坐位。

部位：膝部。

操作方法：以一手拇指點擦對側足三里穴。足三里穴在膝下 3 寸，脛骨嵴外開橫指處屈膝取穴（圖 4-18）。

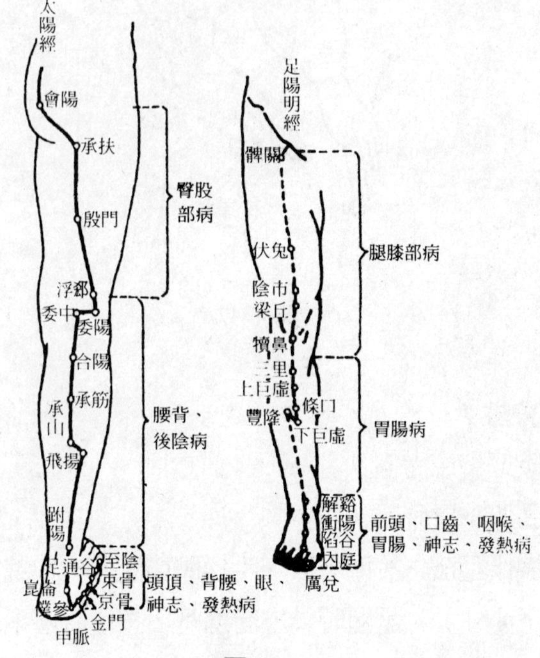

圖 4-18

功效：調和胃氣。

時間：5～8 分鐘。

方法 9

體位：坐位。

部位：腳趾部。

操作方法：重度點按腳趾部大都穴。大都穴在足大趾本節後前陷中，在拇趾內側第一趾關節前下方凹陷處，赤白肉際（圖 4-19）。

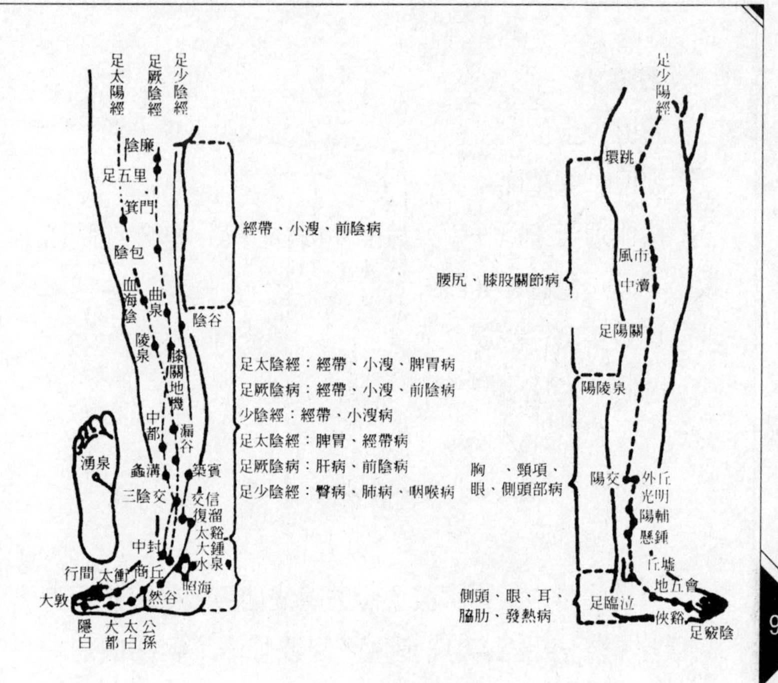

圖 4-19

功效：瀉脾熱，助運化，導積滯。

時間：5～8 分鐘。

方法 10

體位：坐位。

部位：腳趾部

操作方法：重度點擦腳趾公孫穴。公孫穴在足大趾內側本節後陷中，病人坐位蹺兩足取之（圖 4-19）。

功效：開胃、心、胸中之氣。

時間：每日點擦公孫穴 5～8 分鐘。

方法 11

體位：坐位。

部位：腳趾部

操作方法：以一手大魚際揉按郄門穴。該穴在腕橫紋上 5 寸（見圖 4-8）。

功效：瀉胃經之火。

時間：30 分鐘，堅持 16 日。

腎絞痛

腎絞痛是由於腎臟發生急性病變而導致腎臟出現刀割樣疼痛，表現為突然發生一側或雙側下腰部劇烈絞痛，並且陣發性加劇，疼痛向下放射，可過股內側或陰部，全身出冷汗，脈搏加快，輾轉反側，噁心、嘔吐，伴尿頻、尿急、尿中帶血者。

一、輕症方法

方法 1

每天晚上睡覺前，用左右手掌拍打左右側後腰部，有節奏地拍打 150～200 下。

方法 2

1. 患者坐姿，按摩者立其後，用拳背叩擊雙側腰陽關穴 30 次，腰陽關穴在第四腰椎棘突下旁開 1.5 寸。

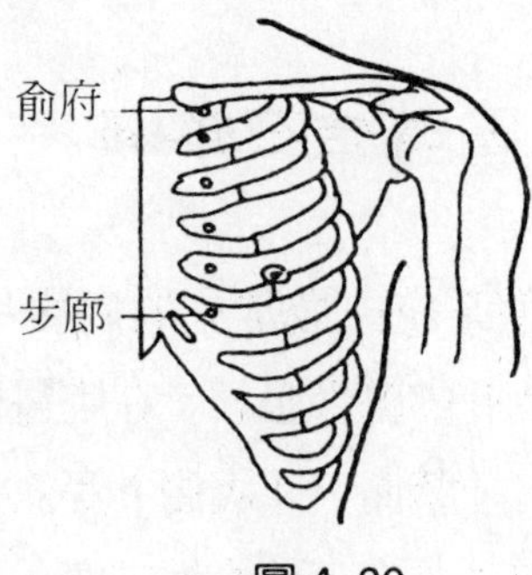

圖 4-20

2. 患者端坐，按摩者以雙手拇指及其餘四指鉗捻背部皮膚。方法是：食指屈曲，中節橈側頂住皮膚，拇指前按，二指同時用力捏起皮膚，隨捏隨放，雙手交替向前直線移動。

二、重症療法

方法 1

體位：坐位或仰臥位。

部位：胸部。

操作方法：以拇指指腹推擦鎖骨下緣前正中線旁開2寸處的俞府穴，直到第 5 肋間隙，前正中線旁開 2 寸處的步廊（圖 4-20）。

功效：行氣活血。

時間：3～5 分鐘。

膽道結石疼痛

膽石症是膽道系統中最常見的病變，包括膽囊結石、膽總管結石及肝內膽管結石。在中醫學中，屬「結胸發黃」「黃疸」「脇痛」「腹痛」等病症的範疇，膽石症的常見表現有：劍突下陣發性絞痛，向肩部放射，劇痛難忍，大汗淋漓，呻吟不止，腹部有壓痛，反跳痛，腹肌緊張，伴黃疸、高燒、寒戰、噁心、嘔吐。

一、輕症療法

方法 1

若左手拍打右側肩膀，頭向左前方平視，同時右手拍打腰骶部，身體重心移向左腳，右腿膝關節伸直，腳跟著地，隨即右手拍打左肩膀，頭向右前方平視，左手拍打腰骶部，身體重心移向右腳，左腿膝關節伸直，腳跟著地。

拍打時注意甩臂要富慣性，動作要輕靈，掌部要依靠腕關節帶動，拍打時含蓄而有彈性，切勿用「死力」。呼吸自然，形體輕鬆，進度可依各人體質差別，拍打 12 次、24 次、36 次、48 次……次數多少不拘，量力而行。

方法 2

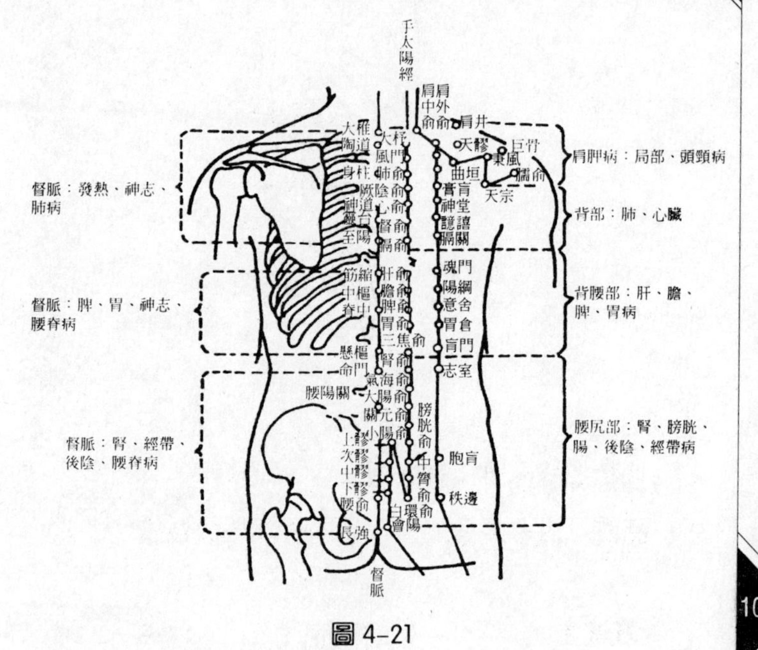

圖 4-21

將王不留行籽置於 0.5 公分×0.5 公分的膠布中心，並貼在耳穴上按壓，兩耳隔日交替治療 1 次，穴位在耳穴肝、膽、脾、胃穴中。

二、重症療法

方法 1

體位：坐位。

部位：肩部。

操作方法：用拇指按揉天宗穴。天宗位於肩胛岡下窩的中央。見肩背圖（圖 4-21）。

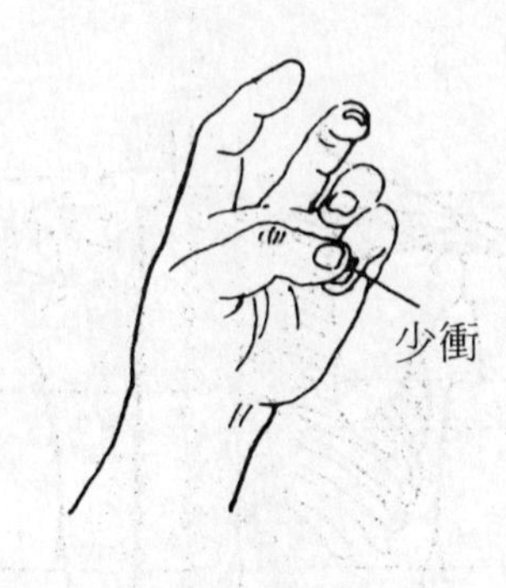

圖 4-22

功效：強筋骨，祛風濕。

時間：以有較強的酸痛感向背部放散為度。

心痛症

體位：任意。

部位：手部。

操作方法：於未時（13～15 點）揉擦少衝穴 36 次，施瀉法。少衝穴在小指橈側，指甲角上 1 分（圖 4-22）。

功效：寧心安神，泄熱通經。

時間：3～5 分鐘。

說明：此法還可治療中風昏迷、熱痛心悸、暈厥。

第五章
神經性疼痛

三叉神經痛

三叉神經痛是指面部三叉神經分布區內出現陣發性、短暫性劇烈疼痛，本病可分為原發性和繼發性兩種，發病年齡多在中年以上，女性患者較多。或疼痛呈持續性、陣發性加劇，應考慮為繼發性三叉神經痛，可能為顱內疾患所致。發作時伴有同側面肌抽搐、面部潮紅、流淚、流涎等症狀。疼痛因面部動作或觸及面、鼻及口腔前部（發痛點）而誘發；進食、洗臉均會引起。與中醫學的頭痛、偏頭痛、面痛等頗有相似之處。臨床上以一側面部三叉神經分布區域突發難以忍受的劇烈疼痛（時間短暫）、恐懼、焦慮不安為主症。

一、輕症療法

方法1

用兩手拇指指腹著於耳殼背面，食指自然彎曲，用二三節指面著於耳殼前面，兩指合力捏住，但可以滑動，手指自上而下、自內而外進行摩擦。用力要由輕而重，動作緩和而協調，擦 20 次左右或以溫熱發脹感為佳。此方法具有溫通經絡、調和氣血、補腎益精、祛風散寒、增強聽力、美容的功能。

方法 2

第一節：以一手握腳，另一手拇指端施力於位於雙腳拇趾近第二趾一側的三叉神經反射區，左右各 15 次。右側三叉神經的反射區在左腳，左側三叉神經的反射區在右腳。

第二節：以一手握腳，另一手拇指端施力於大拇趾，由趾端向趾根按摩 3 至 4 次。

此方還可用於偏頭痛、顏面神經麻痺及神經痛、腮腺炎、失眠、頭面部及眼、耳鼻的疾患。

方法 3

雙手拇指指腹著力，按於耳下凹處，其餘四指自然彎曲，食指附著於下頜附近，拇指自上而下推移至臉部咬肌隆起處，反覆推數次。然後，食指依然不動，拇指自下頜部向前下方推至下頜兩側，反覆推數次。操作時，動作要協調，用力要穩而均勻，推進速度要緩慢、適宜。

方法 4

大敦穴在大拇指頭內側，反覆按摩能治療三叉神經痛，得了三叉神經痛的患者是十分痛苦的。藥物治療收效甚微，而有人採用這一民間經驗很快取得療效。

例如：某患者三年前，突然三叉神經痛，不想吃，不能睡。焦急中採用此方，立即見效。

其方法是每晚睡前洗腳後，用手搓揉大敦穴 20～30 分鐘。左臉痛搓揉右腳趾，右臉痛搓揉左腳趾，兩邊痛搓揉兩個腳趾。

方法 5

三叉神經為混合性神經，由眼神經、上頜神經和下頜神經組成。由於受寒冷刺激，或受多種疾病的影響以及三叉神經受損等，均會引起三叉神經痛。若三叉神經的任何一條神經出現異常，就會累及另外兩條神經，出現陣發性的面部疼痛，其性質有針刺樣、刀割樣或觸電樣，患者深受其苦。

第一節：患者取仰臥姿勢，用雙手大拇指在上眼眶、下眼眶及其周圍施以推、揉、按、拿等手法，力量宜稍重，以能忍受為度，先做 3～5 分鐘。

第二節：按壓印堂、攢竹、睛明、四白等穴。

第三節：按揉頭部兩側及太陽、百會等穴。

第四節：用手揉搓足底的湧泉穴。整個過程約需 10 分鐘左右。

上述按摩方法能行之有效地調整神經，改善神經組織的營養，加速血液循環，故可止痛，消除症狀，進而

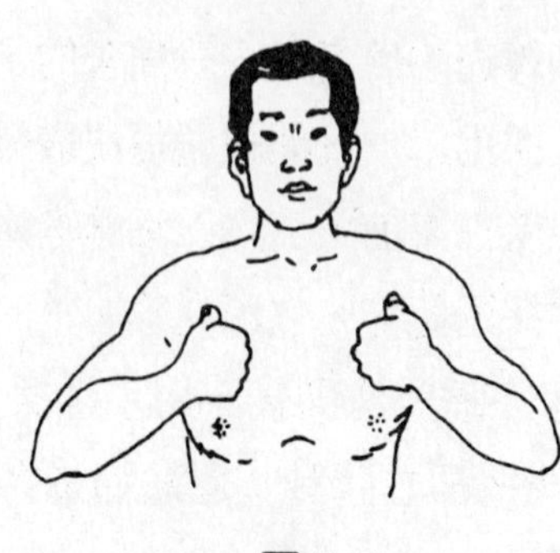

圖 5-1

使神經功能得以恢復。若配合使用苯妥英鈉、氯丙嗪及止痛劑等藥物，療效更好。

二、重症療法

方法 1

體位：坐位。

部位：胸肩部。

操作方法：用拇指尖同時分壓同側的中府穴（鎖骨下 1 寸，前、正中線旁開 6 寸處），其餘手指置於胸前，指力向胸部，點住不動（圖 5-1）。

功效：通經絡，止疼痛。

時間：5～10 分鐘。

方法 2

體位：坐位或臥位。

部位：足部。

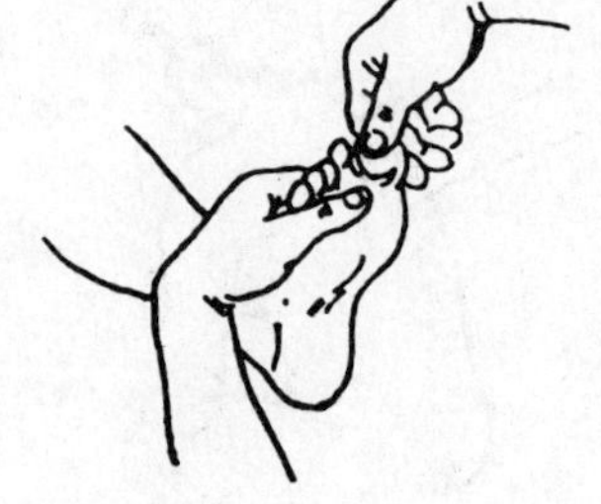

圖 5–2

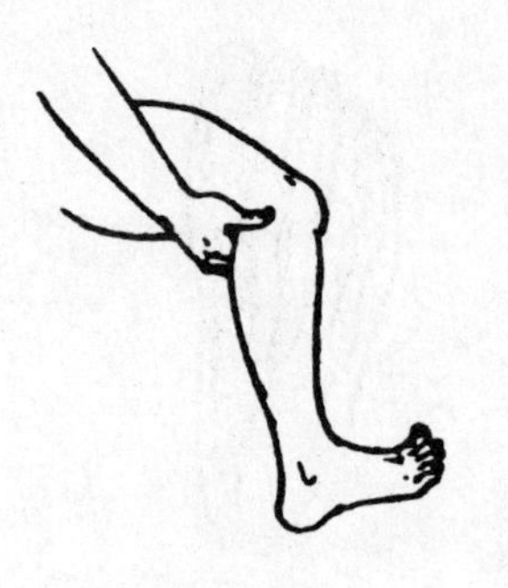

圖 5–3

操作方法：按摩者一手以拇指及其餘四指固定足背，另一手以拇指切按雙腳拇趾末節外側上中段三叉神經點 60 次（圖 5-2）。

功效：活血止痛。

時間：以局部疼痛脹感向上部放射為度。

方法 3

體位：坐位。

部位：膝彎部。

操作方法：被施術側下肢膝關節屈曲大於 90°角，身體上部略前傾，以同側手拇指與食、中、環指著力，相對同力拿捏膕窩外側，自上而下，反覆拿捏數次，重點拿捏委中、委陽、陽關、陽陵泉穴。再用對側手，以同樣方法拿捏膕窩內側。用力要柔和，有一定透力，上下移動緩慢，但手不可離開皮膚。以溫熱感為佳。兩側交替進行（圖 5-3）。

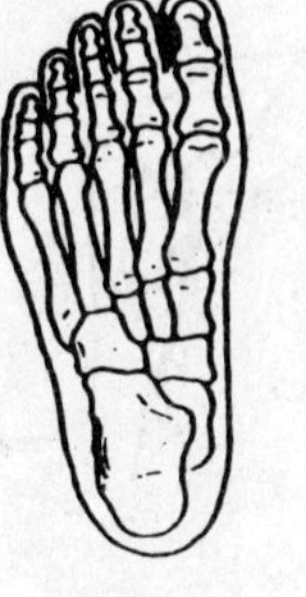

圖 5–4

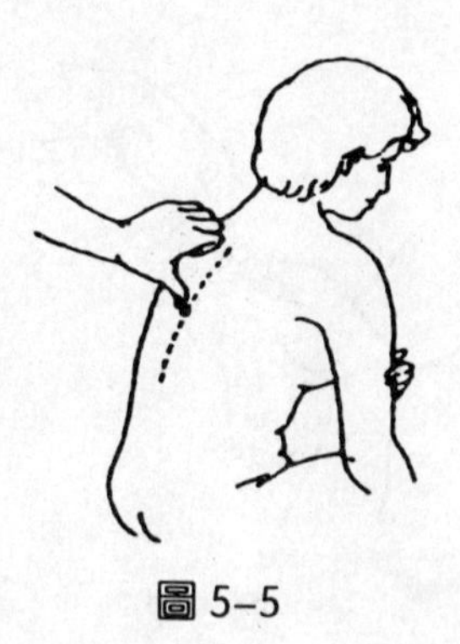

圖 5–5

功效：解痙止痛。

時間：3～5 分鐘。

方法 4

體位：坐位。

部位：足部。

操作方法：以手的拇指及食指揉擦足部三叉神經病理反射區。病理反射區位於雙腳拇趾第一節肉球趾內側約 45°處，在小腦反射區。右側病按左腳，左側病按右腳（圖 5-4）。

功效：祛風除濕，止痛。

時間：5 分鐘。

方法 5

體位：俯臥位。

部位：脊背夾脊穴。

操作方法：以食指指尖取頸部夾脊穴 1～3，點按推搓（圖 5-5）。

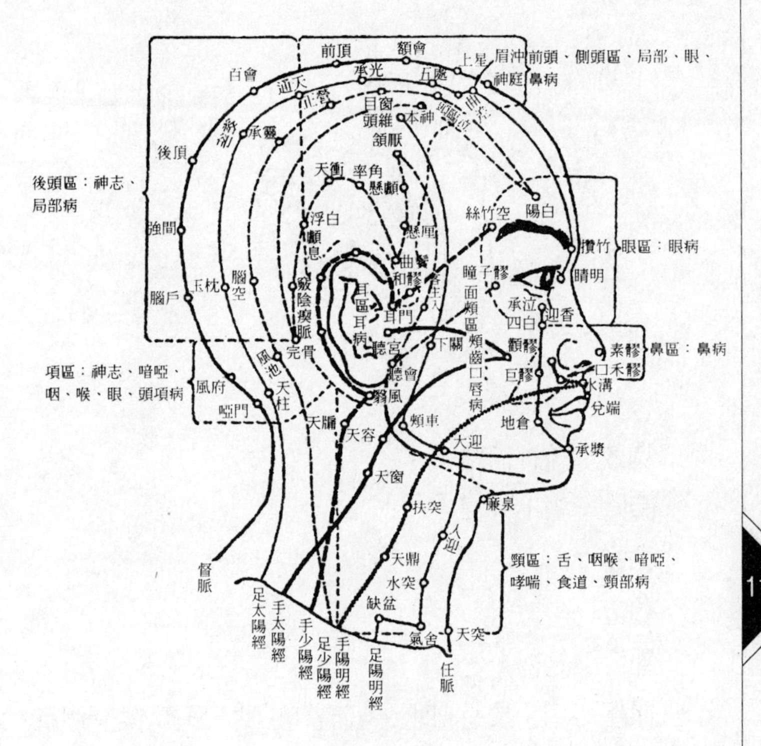

圖 5-6

功效：祛風濕，止疼痛。

時間：3～5 分鐘。

方法 6

體位：俯臥位。

部位：脊背夾脊穴。

操作方法：用兩中指尖同時點掐同側的率角穴，向上下用勁。率角穴位於耳上入髮際 1.5 寸（圖 5-6）。

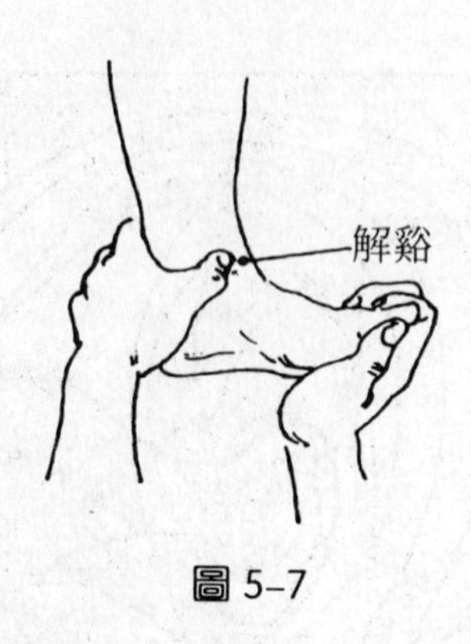

圖 5-7

功效：疏經活絡。

時間：約 1 分鐘。

方法 7

體位：坐位。

部位：足部。

操作方法：於每日上午辰時（9 點），點揉雙側解谿穴 5 分鐘，堅持按摩 20 日。解谿穴在足腕橫紋中央、兩筋間（圖 5-7）。

功效：祛風濕，通脾經。

時間：3～5 分鐘。

神經性頭痛

神經性頭痛是一種伴隨著神經緊張而產生的陣發性頭痛。它可由生活緊張或生活壓力而誘發，多出現在腦力勞動者及婦女人群中，而採用按摩點穴療法可以有效地緩解，甚至消除這一病痛。

一、輕症療法

方法 1

第一節：用手拇指掌面，自兩眉間從下而上推至前髮際，反覆進行 15～20 次。

第二節：用手指掌面，點揉頭顳側太陽穴，反覆 2 分鐘。

第三節：用手拇指掌面，按揉頭頂部百會穴，連續按揉 2 分鐘。

第四節：用手指捏拿後頸部，反覆捏拿擠提 1 分鐘。

第五節：用手指按揉位於頸項後枕骨下側髮際凹陷處的風池穴，反覆進行 3 分鐘。

第六節：用手指或手掌按揉頭痛處，約 3 分鐘。

第七節：用手大拇指指端於對側虎口處合谷穴，稍用力點壓，以出現酸、麻、脹感覺為宜。

第八節：用手指點按足背第 1～2 趾縫上約 2 寸凹陷處的太衝穴，以感酸、麻、脹為宜。

第九節：用手搓擦足心處湧泉穴，以局部出現溫熱感為宜。

方法 2

第一節：患者仰臥，以兩手拇指掌側分置患者鼻部兩旁之迎香穴處，沿上頜下緣經顴、下關至耳門穴止，先施行指掐法後，再進行指摩法，反覆操作 1～3 分鐘。

第二節：患者直坐，以兩手拇指甲輕掐兩眼之睛明穴 1～2 分鐘後，再以兩拇指掌側自睛明向外反覆摩動 1～3 分鐘。

第三節：用兩手中指、食指和無名指沿眼眶旋轉揉動，先由內轉向外，再由外轉向內，各做 9 次。

第四節：用兩手的手指插入頭髮內（表皮上），像理髮員那樣來回輕輕揉擦，做 18 次。

第五節：用兩手拇指或中指端，按在兩側太陽穴上旋轉揉動，先順時針、後逆時針方向，各轉揉 9 次。

第六節：用兩手中指指端，從眉間抹向兩側，經太陽穴、頭部兩側，抹到後髮際風池處。

第七節：用手大小魚際按住頭部兩側，由前髮際推到後髮際，共做 30 次左右。

第八節：用右手拇指、中指和食指捏頸項部，由頭後部開始向下捏到頸項部，反覆 5～6 次。

方法 3

取一根木棍，並在棍頭處纏一尺長左右的棉花布包好後，擊打患者頭頂正面 10～16 次。

方法 4

患者端坐，按摩者一手於前額固定患者頭部，另一手拇指掐按百會穴 30 次。

方法 5

第一節：雙手拇指置於眉弓、太陽、風池、率角穴點揉各 1 分鐘。

第二節：雙手掌由耳後向枕後掌推 1～2 分鐘。

第三節：雙手十指散開，叩擊頭皮 1～2 分鐘。

第四節：雙手交替揪提頭髮，牽動頭皮一揪一鬆，反覆 3～5 遍。

第五節：一側偏頭痛、太陽穴痛，可於痛處著重增加手法強度，點按該側天窗、天容、完骨穴。

方法 6

屈左右拇指關節揉按睛明穴（足太陽膀胱經起點）6 次，再用拇指尖自睛明向上分別向眼框上兩側微用力摩至太陽穴。微轉動 2～3 次，再同樣回原處，揉按睛明穴 6 次，然後照前向下，分向眼框下兩側微用力摩至太陽穴，微轉動 2～3 次。如此上下各 6 次。

二、重症療法

方法 1

體位：任意。

部位：足部。

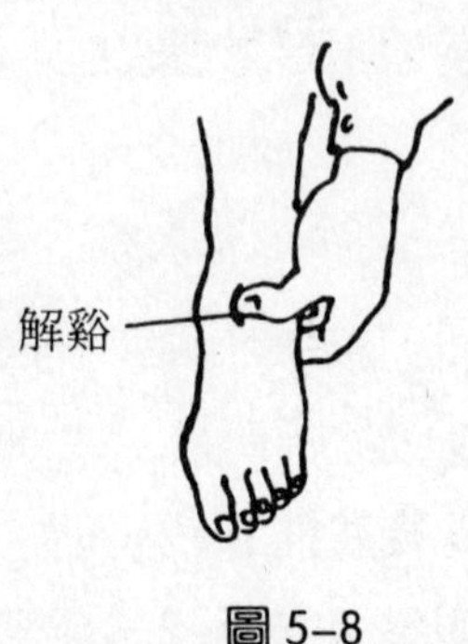

圖 5-8

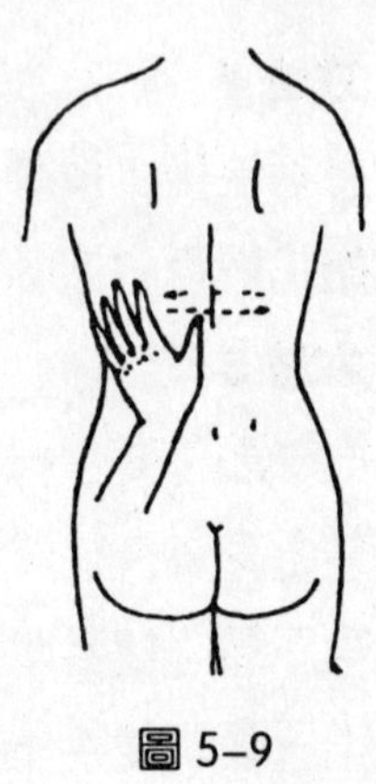
圖 5-9

操作方法：用拇指按壓解谿穴（解谿穴在足背的踝關節橫紋中點、拇長伸肌腱和趾長伸肌腱之間）約 5 分鐘，以有酸脹感向踝關節及足背放射為度（圖 5-8）。

功效：祛風通絡，止痛。

時間：3～5 分鐘。

方法 2

體位：坐位或俯臥位。

部位：肩背部。

操作方法：以五指推擦第 2 腰椎棘突下旁開 1 寸 5 分處的腎俞穴（圖 5-9）。

功效：補肝腎，利頭目。

時間：3～5 分鐘。

坐骨神經痛

坐骨神經痛是由坐骨神經本身或其鄰近組織的病變引起的。表現為沿坐骨神經分區的放射性痛。咳嗽、打噴嚏等動作，常使疼痛加重。為了減輕負擔，脊柱常側彎，臥床時膝部常有微屈。

本病起病較急，先有腰部疼痛，而後疼痛迅速沿一側及大腿後面、小腿後外側向下放射，直至足跟外緣。咳嗽、打噴嚏、行走及翻身時疼痛加重。

一、輕症療法

方法 1

第一節：患者側臥，按摩者在一側握其一足，先左後右，自臀部至腳趾向下捋，邊捋邊轉，把腿的前後面都按摩 18～36 次。

第二節：患者自己以雙手掌根輕輕拍擊下肢，自大腿上部至足踝部 3～5 遍，用雙手拇指分別點按雙側環跳穴。

第三節：按摩者以兩手掌根緊貼患者大腿上部，自上而下按揉推進至髕骨部，重複 5～10 次，以酸脹為宜，再以拇指和食、中指對稱用力揉拿小腿部，自上而下 3～5 遍，以酸脹為宜；隨即用指端按壓足三里和彈撥陽陵泉數次，以酸麻為宜。

第四節：患者以自己一手握腳，另一手拇指固定在腳跟部，食指彎曲呈鐮刀狀，以食指內側緣施力，沿腳後跟自上而下刮壓至足跟部內側，在該處改為食指第一指間關節頂點施力，進行定點按壓後輕輕抬起，再沿足跟內側緣向腳趾方向按摩，共做 3 次。

方法 2

1. 用一手掌根部著力，吸定同側臀部，作小幅度的迴旋轉動，使著力部分帶動該處的皮下組織作反覆不間斷的有節律的輕柔緩和迴旋或上下左右方向的揉動。揉動時，可吸定一處，亦可緩慢移動。以舒服或透熱感為度，兩側交替進行，也可反覆操做數十次。

2. 用同側手掌根部或空心拳掌側著力，擊打同側臀部，用力由輕到重，以舒服或麻脹感為度，兩側交替進行。

二、重症療法

方法 1

體位：坐位。

部位：足部。

操作方法：以拇指按揉足部坐骨神經反射區，自距骨向跟骨方向按摩。其病理反射區位於雙腳腳弓內側，沿距骨下方到跟骨止（圖 5-10）。

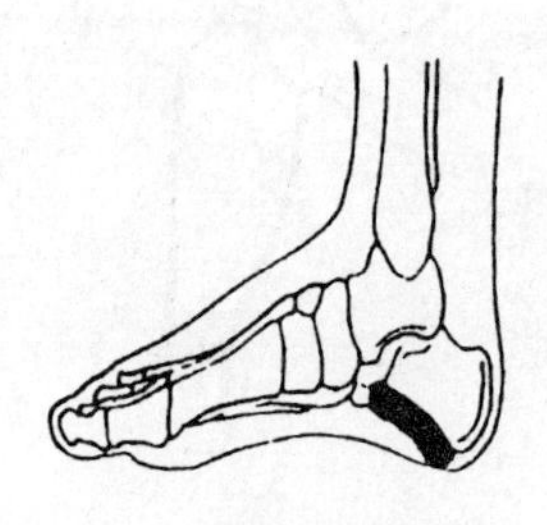

圖 5-10

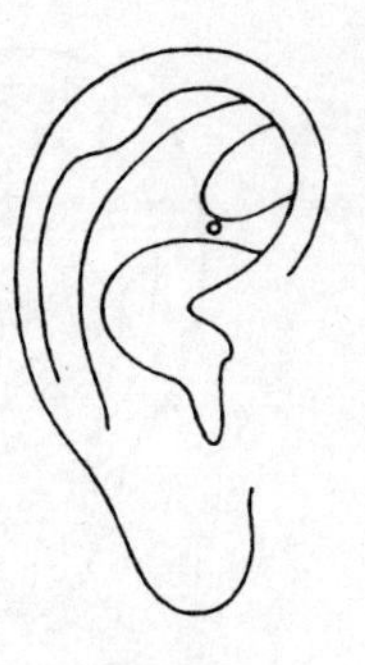

圖 5-11

功效：祛風除濕、活血通絡。

時間：3 分鐘。

方法 2

體位：坐位。

部位：耳部。

操作方法：用指捻壓坐骨神經穴片刻，該穴位於對耳輪下腳的前 2／3 處。在臀與交感兩穴的中點具有較強的鎮痛作用（圖 5-11）。

功效：祛風濕，通經絡。

時間：3～5 分鐘。

方法 3

體位：坐位。

部位：耳部。

操作方法：首先找到坐骨神經點的穴區內探準敏感反應點，以左手固定耳廓，右手用拇指和食指捻揉穴

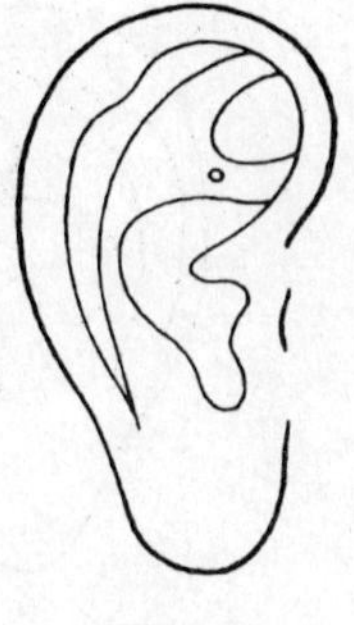

圖 5–12

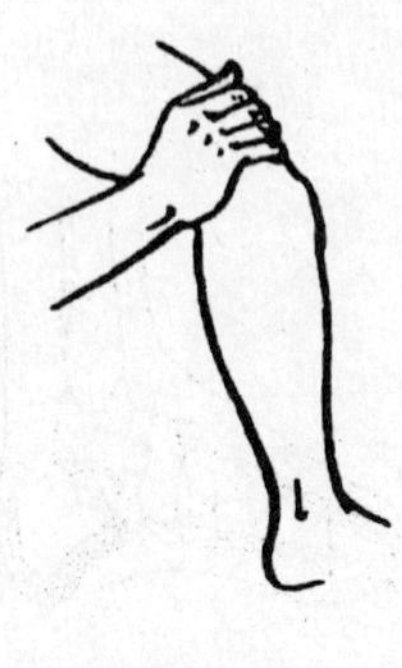

圖 5–13

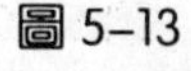

位，以出現疼痛、熱、脹感或對側腿放電的感覺，療效較好。

功效：通氣止痛。

時間：3～5 分鐘。

方法 4

體位：坐位。

部位：耳部。

操作方法：用拇、食指作間斷性按壓臀穴至耳部脹痛。臀穴位於對耳輪下腳的1／3 處（圖 5-12）。

功效：行氣止痛，祛風濕。

時間：5 分鐘。

方法 5

體位：坐位。

部位：腿部。

操作方法：用一手拇指或掌根部與其餘四指的指面

著力，相對用力捏拿，一緊一鬆，逐漸移動。移動時，間距應均勻，動作要靈活、協調，有節律性，有透力。從近端向遠端捏拿，反覆數十次。兩側下肢交替進行（圖5-13）。

功效：驅風寒，溫血脈。

時間：3～5分鐘。

肋間神經痛

肋間神經痛是指一個或幾個肋間發生經常性疼痛的病症，係指胸神經根或肋間神經，由於各種原因受損而產生的一種胸部肋間或腹部帶狀區疼痛綜合症，是臨床常見病之一。

肋間神經痛分原發性和繼發性兩種。原發性肋間神經痛極少見，繼發性肋間神經痛多由於鄰近組織、器官的感染、外傷或異物壓迫所致，如胸膜炎、主動脈瘤、肋骨外傷以及脊椎胸段側彎等。多繼發於胸腔器官疾病及脊柱、肋骨損傷、胸段脊髓瘤等。

患者多出現胸背疼痛，以前胸、腋下為重。寒熱往來，頭暈目眩、額角跳脹；呼吸不暢。或因著濕受寒引起脇肋及背部痛，痛有定處，甚至上涉頭下牽腰；肌膚不舒或麻木；陰雨天加重，或脇痛如刺，痛處不移，入夜更甚。

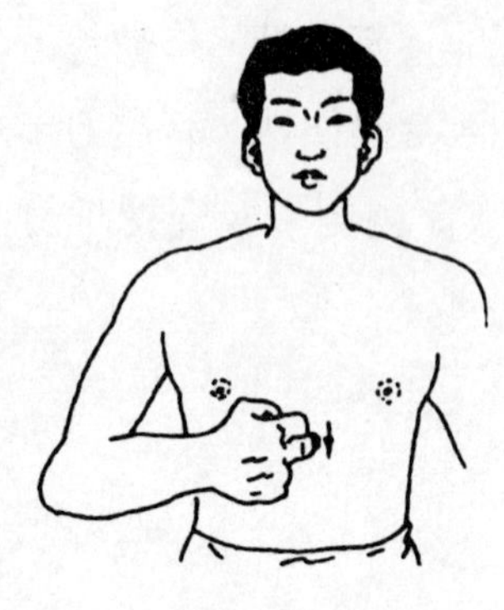

圖 5–14

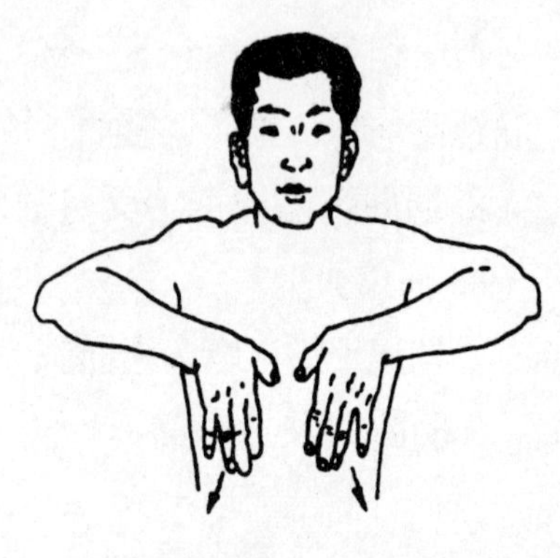

圖 5–15

臨床表現為，一個或幾個肋間部位，出現沿肋間神經走行方向的疼痛，其性質為針刺樣或燒灼樣疼痛，並會向肩部及背部放散，咳嗽、打噴嚏或深呼吸時疼痛加劇。

方法 1

體位：坐位、站位、臥位均可。

部位：胸腹部。

操作方法：用一手拇指或中指指腹著力，按於鳩尾穴（胸骨劍突下）上，做緩和的環旋轉動作，點按力量由輕漸重，有一定節律，兩手交替進行（圖 5-14）。

功效：通經止痛。

時間：以局部熱、脹感為度或點按數十次。

方法 2

體位：坐位或仰臥位。

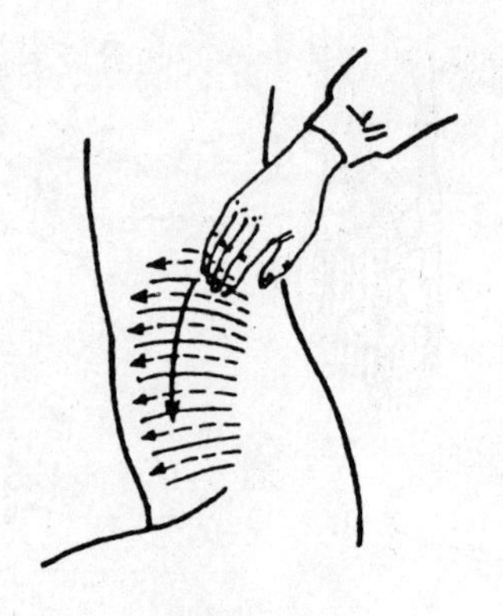

圖 5-16

部位：胸脇部。

操作方法：用左右兩手指尖由胸骨體沿肋間向兩側肋壁分推 15～20 次（圖 5-15）。

功效：行氣止痛。

時間：如此往返 12 次。

方法 3

體位：端坐或平臥。

部位：胸肋部。

操作方法：按摩者以一手手掌先順肋間隙拭擦各肋 3 分鐘，然後用手掌上下擦脇肋部 2 分鐘，按摩時要注意順肌肉紋理及骨骼走向順推，不可用力逆推（圖 5-16）。

功效：行氣寬胸。

時間：5～10 分鐘。

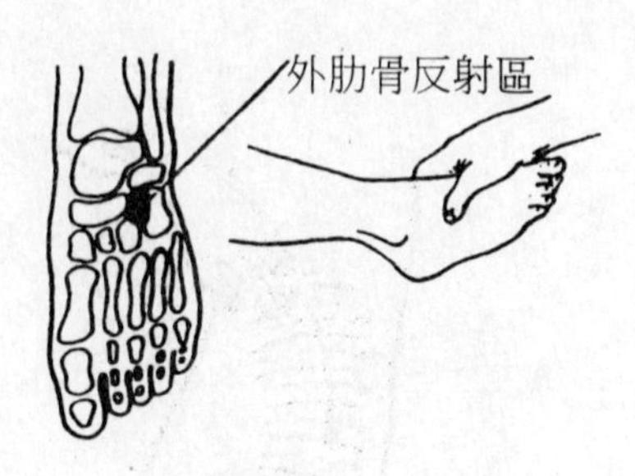

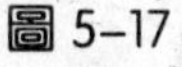
圖 5-17

方法 4

體位：坐位。

部位：足部。

操作方法：以一手拇指指甲掐定雙腳第四楔骨與第三楔骨之凹陷中的外肋骨反射區 30 次（圖 5-17）。

功效：行氣止痛。

時間：3～5 分鐘。

方法 5

體位：坐位。

部位：足部。

操作方法：以一手拇指指甲掐定雙腳第四楔骨與第三楔骨之凹陷中的耳眼反射區。由輕漸重。耳眼反射區位於雙腳第四楔骨與第三楔骨之凹陷中（圖 5-18）。

功效：行氣止痛。

時間：3～5 分鐘。

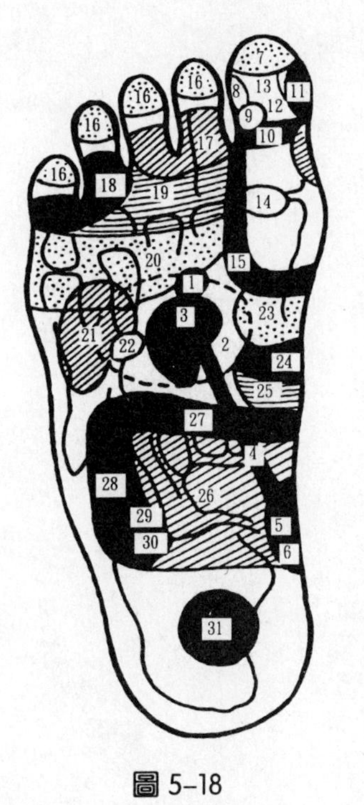

圖 5–18

1. 腎上腺　2. 太陽叢　3. 腎臟　4. 輸尿管　5. 膀胱

6. 尿道（內）　7. 額竇　8. 三叉神經　9. 小腦、延腦

10. 頸　11. 鼻　12. 大腦　13. 腦垂體　14. 副甲狀腺

15. 甲狀腺　16. 2～5 趾額竇　17. 眼　18. 耳（耳眼）

19. 斜方肌　20. 肺、支氣管　21. 肝臟　22. 膽　23. 胃

24. 胰　25. 十二指腸　26. 小腸　27. 橫結腸　28. 升結腸

29. 回盲瓣　30. 闌尾和盲腸　31. 生殖腺

第六章
頭頸部疼痛

外感頭痛

頭痛是病人的一種自覺症狀，臨床上頗為常見，可單獨出現，亦可見於多種急慢性疾病，以頭痛為主要症狀。

頭痛的病因很多，可分外感和內傷兩大類。六淫之邪外襲，上犯巔頂，邪氣稽留，阻抑清陽；或內傷諸疾，導致氣血逆亂，淤阻經絡，腦失所養。

現代醫學之感冒、鼻炎、高血壓、動脈硬化、腦震盪等均會發生頭痛。此處介紹外感頭痛的止痛法。

一、輕症療法

方法1

用拇指按壓解谿穴（解谿穴在足背的踝關節橫紋中點，拇長伸肌腱和趾長伸肌腱之間）約5分鐘，以有酸脹感向踝關節及足背放射為度。能祛風通絡，止痛。主

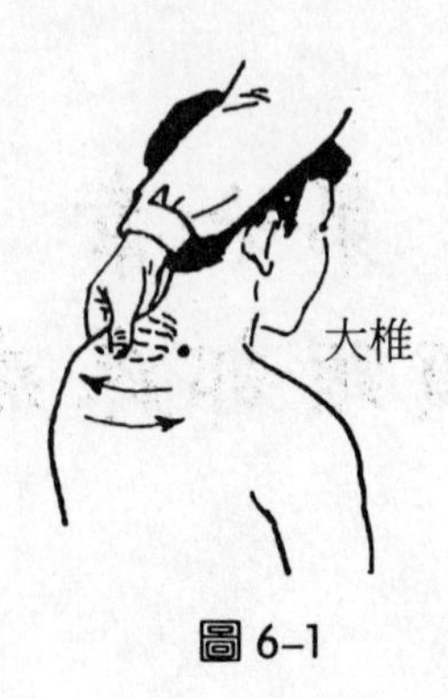

圖 6–1

治各種外感頭痛。

方法 2

大拇指按撥在腓骨小頭前下緣的陽陵泉穴，以有酸麻感至小腿外側放散至足背部為度。能通經活絡。

二、重症療法

方法 1

體位：直坐，頭向前傾。

部位：大椎穴，位於第七頸椎棘突下。

操作方法：以拇指掌側揉背部上方之大椎穴（圖6-1）。

功效：行氣解表，發汗。

時間：5～10 分鐘。

內傷頭痛

頭痛是臨床常見的自覺症狀，可見於西醫學內、外、神經、精神等各科疾病中。臨床上常遇到的頭痛多見於感染性發熱性疾病、高血壓、顱內疾病、神經官能症、偏頭痛等疾病。

頭痛是一種症狀，可以由很多原因引起，對頭痛者施以重手法，就可以把強烈的刺激送到人體司令部裡。

一、輕症療法

方法 1

以拇指及食指掐揉足部隱白及至陰穴。隱白穴在足拇趾內側，距趾甲角約 1 分處；至陰穴在足小趾外側，距趾甲角後約 1 分處。在按壓下肢穴位的時候，可以用手掌快速摩擦患者足心，以膚熱為度。

根據患者身體素質，在施術中應注意力度的運用，一般為輕揉重按。

方法 2

1. 吸氣，兩手拇指分別向後摩運地五會穴和太衝穴。

2. 呼氣，兩手拇指分別向前摩運俠谿穴和行間穴。

動作相同，換右膝再做一遍，一左一右為 1 次，共做 9 次。

方法 3

術者以拇指或中指按揉患者足尖部，各操作 1 分鐘。

以中指點揉患者足部中部，每個部位操作半分鐘。

以掌根直擦患者雙側足背部，使局部發紅發熱為度。

方法 4

患者坐位或臥位時，醫者一手以拇指及其餘 4 指固定足背，另一手以拇指切按雙腿拇趾末節外側上中段三叉神經點 60 次。

能活血止痛。注意掐切操作時以局部酸脹感向上部放射為度。

二、重症療法

方法 1

體位：坐位。

部位：足部。

操作方法：於申、酉（15～19 點）時以外的時間點按足通谷穴 36 次，平補平瀉法。足通谷穴在足小趾外側本節前凹陷中（圖 6-2）。

功效：養肝血，止頭痛。

時間：3～5 分鐘。

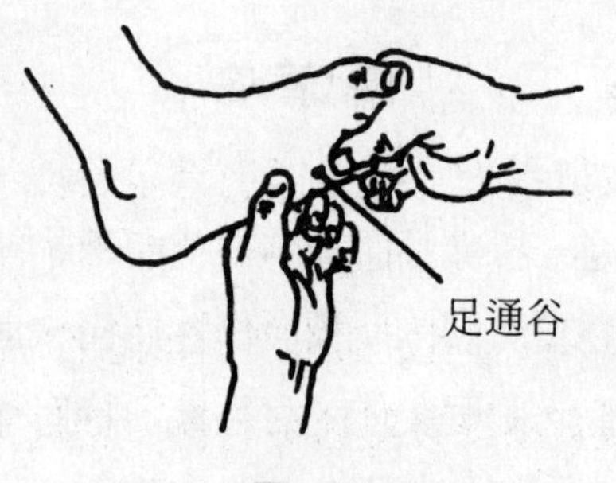

圖 6-2

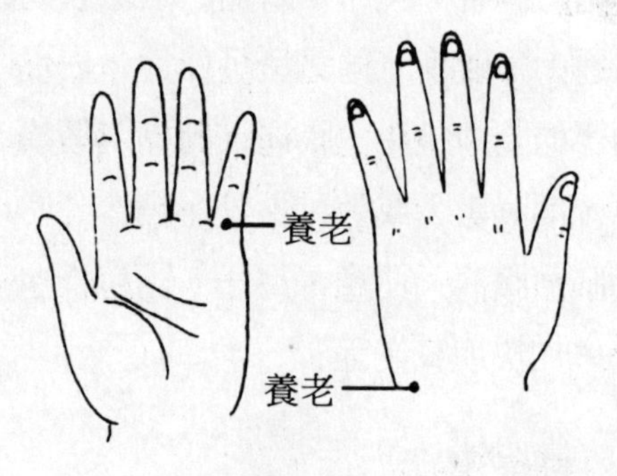

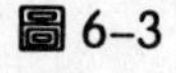
圖 6-3

方法 2

體位：坐位。

部位：手部。

操作方法：以拇指及食指揉捏刺激手背小指側手腕上的養老穴（圖 6-3）。

功效：祛風止痛。

時間：3～5 分鐘。

偏頭痛

偏頭痛是一種顱腦血管神經功能紊亂，與血液中多種血管活性物質有關的反覆發作性頭痛。常在疲勞、緊張、情緒激動、睡眠欠佳、月經期、特定季節發病。

部分患者有短的前驅症狀：如嗜睡、倦怠、憂鬱、暫時性失語、偏盲、閃光、暗點、眼球脹痛或有肢體感覺異常、運動障礙等。頭痛呈發作性，表現為一側、雙側或全頭部的劇烈跳痛、脹痛、鈍痛或鑽痛，持續數小時至數日，間隔數天或數月不等。發作時常伴有噁心、嘔吐、腹脹、腹瀉、便意、冷汗、面色蒼白、皮膚青紫水腫、心率加快或減慢等。

一、輕症療法

方法 1

以一手的拇指點按腳拇趾處的三叉神經穴，由上向下按摩 5 分鐘。三叉神經穴位於雙腳拇趾第一節肉球趾內側約 45°處，在小腦反射區之前方：右側病按左腳，左側病按右腳。

本法適合治療各類由於偏頭痛、面神經麻痺、腮腺炎、耳病、鼻咽癌、失眠、頭重、臉頰、唇、鼻之誘發性神經痛。

方法 2

一手以拇指及其餘四指固定足背，另一手以拇指切按雙腳拇趾末節外側上中段點壓 60 次。可主治三叉神經痛、偏頭痛。能活血止痛。注意掐切操作時以局部酸脹感向上部放射為度。

方法 3

1. 右側痛擦搓右手，左側痛擦搓左手。先擦搓第二趾，再擦搓拇趾的外側。

2. 從拇趾外側逐漸擦搓過足背，向第四趾方向擦搓下去。

方法 4

第一節：患者端坐，按摩者一手半握拳，立於患者身後，在其兩鬢角處掐 60 下。

第二節：兩手掌相對，用力搓動，由慢而快，約 30～40 次。兩手掌搓熱後，立即改搓面部，先從左側開始，經額到右側，再經下頜部搓回左側，為一週。順時針輕輕搓揉 10 餘週，再從右到左逆時針方向輕輕搓柔 10 餘週。每日 2 次，早晚各一次。

方法 5

第一節：兩手以食指、中指和無名指按於瞳子髎穴和太陽穴上（瞳子髎在目外眦下凹陷處。太陽穴在目外眦旁開 0.5 寸高骨外凹陷處）。隨吸氣之勢向上、向鼻上方揉按；呼氣時向下、向耳方揉按。通經絡，散風邪。自己操作。如此旋轉揉按至頭腦清醒、眼睛發熱清亮、舒適為宜。

說明：瞳子髎為膽經之首穴，分布著顴眶動、靜脈，並有顴面神經與顴顳神經，膽經與顴顳神經。膽為陽木，木盛則生風而為偏頭痛之患，或顏面神經麻痺。這一動作可以通經絡、散風邪，治偏頭痛、顏面神經麻痺有顯效。

第二節：患者端坐，兩手上摸，注意兩手拇指和食指微用力，經太陽穴向上摸至頭頂，兩手徐徐分開向下摸，中指經風池穴，從耳下左手指向右，右手指向左，至兩虎口對鼻和嘴。重複6次。補肝腎，通耳竅。自己操作。平補平瀉，用力均勻，反覆施行。以早起、晚睡時練習為佳。

方法6

第一節：患者端坐，按摩者一手半握拳，立於患者身後，在其兩鬢角處掐60下。

第二節：兩手掌相對，用力搓動，由慢而快，約30～40次。兩手掌搓熱後，立即改搓面部，先從左側開始，經額到右側，再經下頜部搓回左側，為一週。順時針輕輕搓揉10餘週，再從右到左逆時針方向輕輕搓揉10餘週。每日2次，早晚各一次。

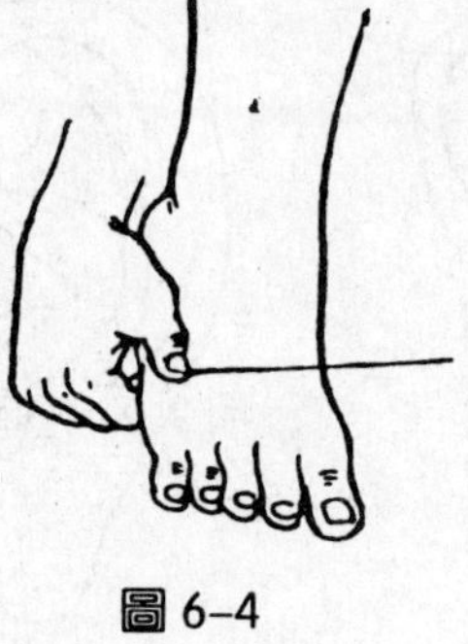

圖 6-4

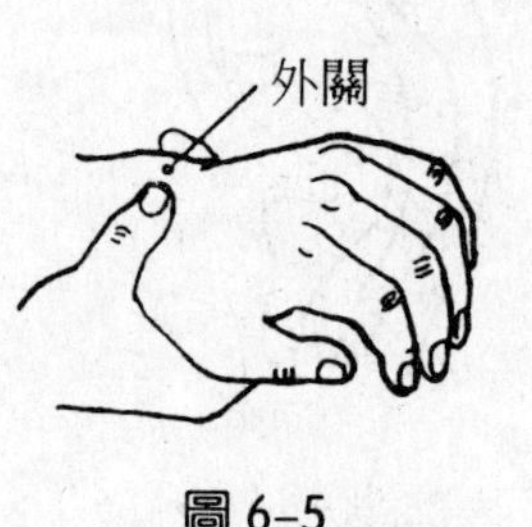

圖 6-5

二、重症療法

方法 1

體位：坐位。

部位：足部。

操作方法：自夏季第一日起，每日捻掐足臨泣穴 36 次。足臨泣穴在足小趾本節高骨突起後陷中（圖 6-4）。

功效：開肩、頸、耳、頰之氣。

時間：3～5 分鐘。

方法 2

體位：坐位。

部位：手部。

操作方法：每日捻掐外關穴 36 次。外關穴在手掌背面腕橫紋後 2 寸，兩骨之間，覆掌取之（圖 6-5）。

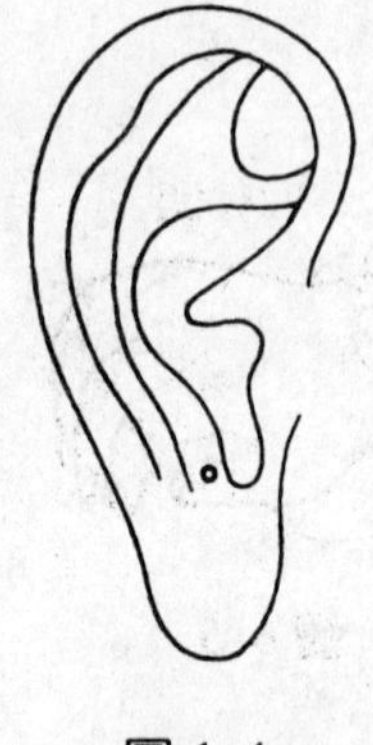
圖 6–6

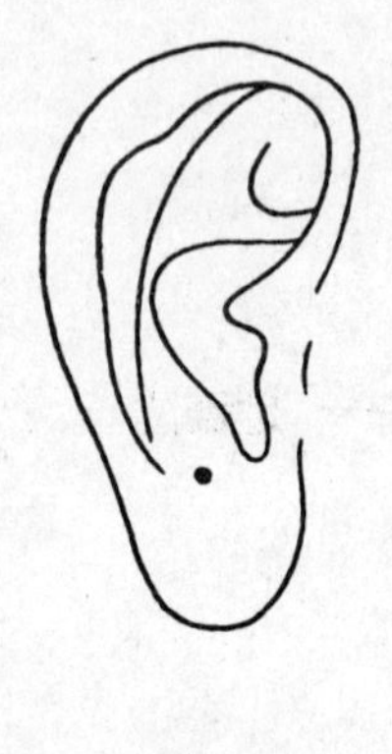
圖 6–7

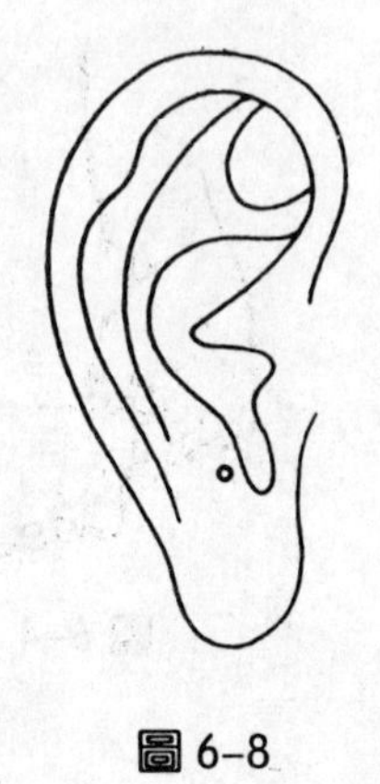
圖 6–8

功效：開肩、頸、耳、頰之氣。

時間：3～5 分鐘。

方法 3

體位：坐位。

部位：耳部。

操作方法：以手拇指及食指揉捏對耳屏外側的耳部額穴。額穴在對耳屏外側面的前下方（圖 6–6）。

功效：行氣止痛，活血化淤。

時間：3～5 分鐘。

方法 4

體位：坐位。

部位：耳部。

操作方法：以手拇指及食指揉捏對耳屏外側中部的耳部顳穴。顳穴在對耳屏外側面的中部（圖 6–7）。

功效：行氣止痛，通經絡。

時間：5分鐘。

方法 5

體位：坐位。

部位：耳部。

操作方法：以手拇指及食指揉捏對耳屏內側面的皮質下穴，皮質下穴在對耳屏內側面（圖6-8）。

功效：行氣活血，安神益志，抗瘧止痛。

時間：3～5分鐘。

方法 6

體位：坐位。

部位：耳部。

操作方法：用拇指食指捏按患者雙側耳。拇指靠耳前，揉皮質下區各5分鐘，按揉頻率60次／分鐘，指力適中，以患者感到耳廓微脹而無疼痛為度，每天施術1次。

功效：安神鎮靜、止痛。

時間：5分鐘。

頸部疼痛

一、輕症療法

方法 1

第一節：雙手拇指與四指相對，拿捏病人的頸項部和雙上肢，及有關的穴位、痛點及索條狀物為主，約 3～5 分鐘。

第二節：以雙手拇指端的旋推法，施於病人的後頸部，以索條狀物和壓痛區域為主，約 5～7 分鐘。

第三節：病人的後頸肩背部作雙手滾法，手法要柔和深透，以治療部位產生溫熱感為宜，約 3～5 分鐘。

第四節：一手扶病人頭部，一手拇指從外向裡撥揉索狀物，以病人有舒適的痛感為度，約 1～2 分鐘。

第五節：雙手或一手揉拿病人的後頸及頸背部，手法宜柔和輕快，約 2～3 分鐘。

取川芎等八味中藥煎液，加等量陳醋混合液用紗布墊浸泡敷於後頸患處，用 250W 太陽燈照射，使患處有明顯熱感，每日 1 次，20 分鐘，12 次為一療程。

方法 2

頸椎病急性根性疼痛，多較劇烈，不但對患者帶來難以忍受的痛苦，影響睡眠和休息，甚而可造成患者某

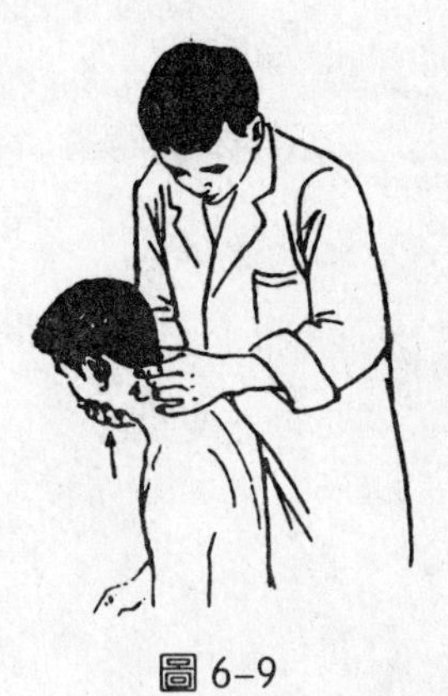

圖 6-9

些生理功能的紊亂，因此，必須儘快控制症狀，以減少痛苦。

轉頭可治頸椎痛。每天左右扭轉頭部，扭轉時要循序漸進，開始要慢，幅度要小，可以慢慢增加次數和幅度，扭轉時要使脖子儘量向上伸，同時也要因人而異，不可勉強。

二、重症療法

方法 1

體位：直位。

部位：風池穴。

操作方法：兩手一手拇指、食指分置頸項兩側之風池穴處（圖 6-9）。

功效：清利頭目，止痛。

時間：指揉 5～10 分鐘。

第七章
五官疼痛

眼赤痛

眼赤痛是以眼部紅腫、赤痛、畏光流淚或迎風流淚為主要表現的病症，主要原因是由於外感風熱或體內心火上炎、熱邪上蒸所致。

一、輕症療法

方法 1

眼部自我按摩可使局部氣血暢通，減輕眼部的脹痛，調節眼肌的緊張狀態。主要方法有：熨目、點穴、掐眦等。

第一節：熨目。雙手掌摩擦至掌心發熱，然後以手掌熨貼兩眼，並輕輕按壓眼球數下，連做兩三遍。

第二節：點穴。熨目之後，以食指指背第一關節處重按眉目及眼周圍有關穴位，如絲竹穴、魚腰、攢竹、四白、太陽等，以有酸脹為度。

第三節：掐眦。閉目，以拇指和中指捏住兩眼內角，食指點按印堂穴，把氣閉住，然後三指同時操作，連捏帶點，直至微感悶氣時即吐氣結束。

二、重症療法

方法 1

體位：任意。

部位：手部。

操作方法：用拇指指甲分別重掐兩側少商穴。該穴在拇指橈側，距指甲角約 1 分（見圖 4-8）。

功效：清熱，泄火，止痛。

時間：約 3～5 分鐘。

方法 2

體位：站、坐位。

部位：頭面部。

操作方法：用兩手的拇指或食、中、無名指三指的指尖分別按壓在陽白穴上。陽白穴在眼眶兩眉棱骨上 1.5 寸，瞳孔正上方（見圖 5-6）。

功效：清濕熱，泄肝火。

時間：持續 1～2 分鐘。

方法 3

體位：坐位。

部位：足部。

操作方法：以手揉擦束骨穴。束骨穴在足小趾外側本節後陷中（見圖 4-18）。

功效：補膀胱氣。

時間：36 次。

牙　痛

牙痛是常見的症狀之一，無論是牙齒或牙周的疾病都可能發生牙痛。牙痛是口腔疾患中常見的一個症狀，導致牙痛的原因很多，常見以下兩種：

1. 齲齒（俗稱「蟲牙」或「蛀牙」）：目前認為齲齒是一種多因素疾病，其中有三種相互作用的主要因素，即細菌、住宿或飲食。這三種因素相互作用的結果使牙齒患齲。

2. 急性牙髓炎：多因髓洞內的細菌及其毒素進入髓腔，引起牙髓組織發炎。

一、輕症療法

方法 1

患者取仰臥位，操作者用拇指及食指指端掐點趾縫中的八風穴。能袪疲勞、止眩暈、止疼痛、調氣血。

方法 2

點壓腳部下顎穴。下顎位於雙腳每趾第 1 趾節骨膜紋下方，呈帶狀區域。由內向外按摩 3 分鐘。能治療牙痛、下顎發炎、下顎感染、牙周病、打鼾、下顎化膿、下顎關節炎。

方法 3

第一節：點按合谷穴（下牙痛）1 分鐘，力量由輕漸重。

第二節：點按下關、頰車穴（下牙痛）1 分鐘，並配合指揉。

第三節：做上下牙齒叩擊 100 次，力量由輕漸重，以耐受為度。

第四節：勤用鹽水漱口。

第五節：用指端按揉對側合谷、頰車、三間各 100 次，並循按肩至合谷穴數遍。如牙齦疼痛，可按揉患側太谿 100 次，並由太谿向上循按足少陰腎經。

第六節：用拇指或食、中、無名指併攏或用手掌，在牙痛外面頰搓或摩，直至局部發熱或痛減為度。

方法 4

用兩手或一手拇指和中指各點按兩側顴骨穴上，指腹著力，用力由輕漸重，緩緩點揉，動作協調，有一定透力。也可單手操作，兩側交替進行點揉。

此方法有通經活絡、散風止痛、祛皺助顏功用。對牙疼、三叉神經痛、面神經麻痺、面肌痙攣等均有一定防治作用。

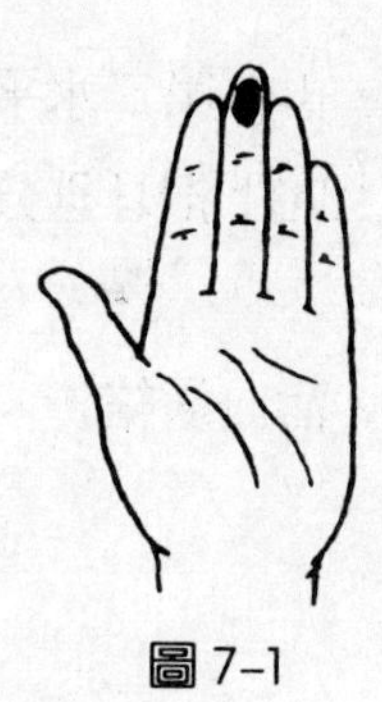

圖 7-1

二、重症療法

方法 1

體位：任意。

部位：手部。

操作方法：以膠布壓王不留行籽於手掌部牙病反射區。此穴位於雙手掌中指第一指肚部位，具有治療和預防各種牙病的作用（圖 7-1）。

功效：止痛、消腫。

時間：3～5 分鐘。

說明：本法還可治牙齦炎、牙周炎。

方法 2

體位：任意。

部位：耳垂正面的頜部反射區。

操作方法：以拇指、食指捻按耳垂正面的頜部反射區。該穴位於耳垂正面，從屏間切迹軟骨下緣至直垂下緣劃三條等距水平線，再在第二水平線上引兩條垂直等分線，由前向後、由上向下把耳垂分為九個區。第三區為頷（圖 7-2）。

功效：行氣止痛，活血通絡。

時間：3~5 分鐘。

方法 3

體位：任意。

部位：耳垂。

操作方法：以拇指、食指捻轉牙穴，以熱力透過軟骨為宜。年老體弱者輕撚轉，年青體壯者強刺激。牙穴位於耳垂正面，從屏間切迹軟骨下緣至耳垂下緣劃三條等距水平線，再在第二水平線上引兩條垂直等分線，由前向後，由牙，二區為舌，三區為頷，四區為垂前，五區為眼，六區為耳，五、六區交界線周圍為面頰，八區為扁桃體，七、九區為空白區。牙即在一區中（圖 7-3）。

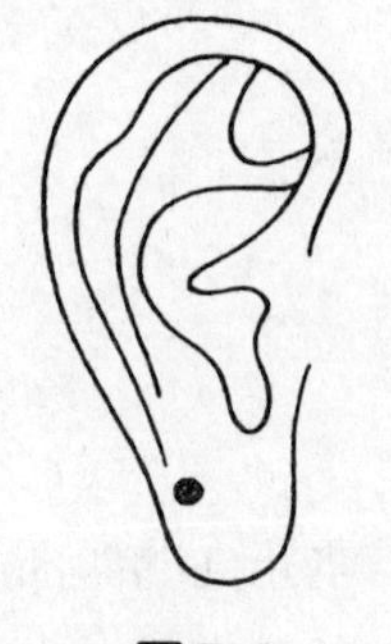

圖 7-2

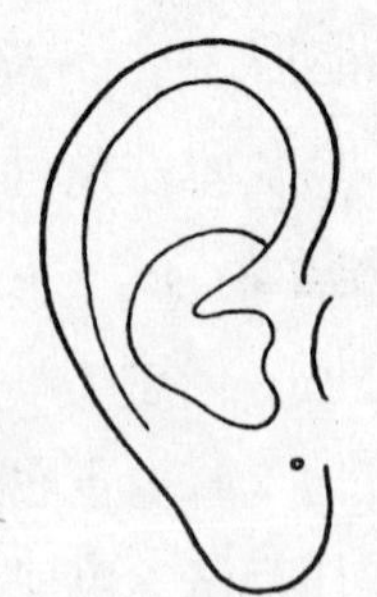

圖 7-3

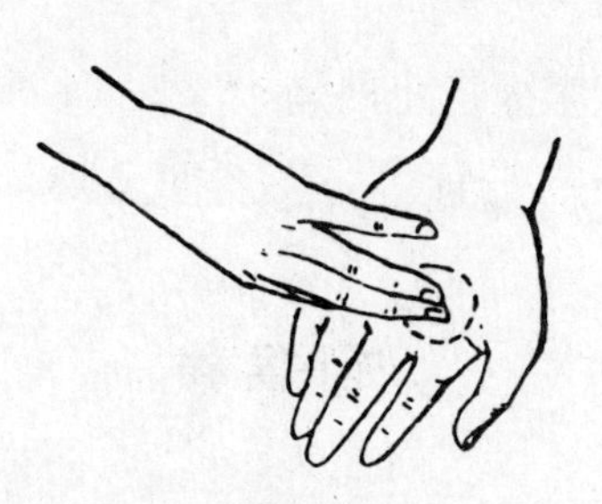

圖 7-4

功效：清熱解毒。

時間：3～5 分鐘。

方法 4

體位：任意。

部位：耳部。

操作方法：將膠布剪成菱形，把選好的綠豆敷於膠布中心，耳廓用乾棉球擦淨，然後壓點。患者每日自行按壓 3～4 次。4 日為一療程。

或以探棒順序點壓耳穴，如病人出現皺眉、眨眼、躲閃、疼痛難忍或拒按時，繼續點壓 1 分鐘左右，可用於治療急性牙痛。

功效：升提臟氣。

時間：1～3 分鐘。

方法 5

體位：任意。

部位：手部。

操作方法：用手掌或手指擦揉手心（圖 7-4）。

功效：去虛火，止熱痛。

時間：3～5分鐘。

咽喉痛

喉痛是以咽喉部疼痛，尤其是說話、唱歌時尤劇的病症。常見於急性咽喉炎、咽喉充血等病症。它是一種由咽部炎症或異物刺激導致咽喉疼痛的病症。

一、輕症療法

方法 1

第一節：先用中指按壓雙側少商穴 50 次。

第二節：按揉雙側合谷穴 100 次。

第三節：循按大腸經 7～8 次。

第四節：按壓關衝穴 50 次。

第五節：按壓液門穴 100 次，多用於急性咽炎、扁桃腺炎所致者。

第六節：將手指按壓在甲狀軟骨部位，自前向後，或者向左右按壓，按壓後使患者喉部有一種強烈的特殊感覺。按壓時病人張口放鬆。

方法 2

不管是站立或坐著，儘可能將脖子往上伸，兩手垂下，手指張開，用盡全力將兩眼睜開。舌頭儘可能伸出去，需要長時間及屏息才有效，而且儘可能發出「啊」的聲音，這樣長時間做的話，呼吸會感到困難及痛苦，身體也會發抖，但只要連續發出「啊」的聲音，做兩三次後，喉痛就會消失。

方法 3

臀部小心地坐到腳後跟上去。雙手放在大腿上，上身直立，目視前方。

呼氣，張嘴，舌頭向外伸，下巴儘量抵向胸部。同時最大限度地收縮腹部，並努力保持這種姿勢直至憋不住氣。然後嘴閉上，頭豎起，通過鼻子吸氣。這樣胃部就得到了鍛鍊，增強了抗病能力。此法可治療喉部疾患和扁桃體炎，使你的面色紅潤，消除雙下巴，並能治療習慣性便秘、胃病、糖尿病。

方法 4

湧泉穴在足底長年不著地的部位，對外來刺激比較敏感，只要用中等力度按壓就會產生持久感受。刺激湧泉穴可以自己動手，也可以借助於自製簡單按摩棒。

還有一個既簡便又有效的方法，這裡不妨介紹一下：找兩根竹筷子平放在床邊，一端緊頂住牆壁。竹筷子下邊可以墊上書本，讓筷子頭露出來，高度以能對準人平躺時腳心的湧泉穴為宜。擺放好竹筷子後，人仰面躺在床上，讓竹筷子的頂端對準湧泉穴，然後逐漸用力。頂壓 2～3 分鐘，可放鬆 1～2 分鐘，再行施壓。

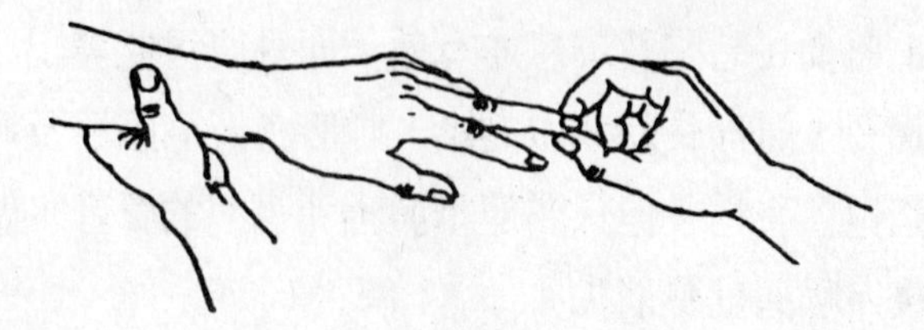

圖 7–5

方法 5

用兩手拇指或中指指腹著力，在下肢做相對應的點揉，點揉時，用力下壓，做小幅度揉動，用力由輕漸重，有透力，剛中有柔，從上至下相對點揉下肢。先點揉內外側，再點揉前後側。也可點揉重點穴位如陰陵泉和陽陵泉。內膝眼和外膝眼。崑崙和太谿穴。兩側交替進行，可反覆點揉數十次。

二、重症療法

方法 1

體位：任意位。

部位：手部。

操作方法：患者取任意體位，按摩者用拇、食指羅紋面捏住手的中指尖部位，對稱性地用力來回捻動，共36 次，捻動速度由慢漸快，逐漸用力（圖 7-5）。

功效：瀉熱毒，消腫脹。

時間：3～5 分鐘。

方法 2

體位：坐位。

部位：手部。

操作方法：以拇指指甲點按商陽穴，商陽穴在食指橈側指甲根上方1分處（見圖4-8）。

功效：清腸熱，導積滯。

時間：3～5分鐘。

方法3

體位：坐位。

部位：手部。

操作方法：兩拇指尖交叉互掐左右兩側的內關穴，向手掌方向用力。內關穴在掌腕橫紋後2寸，兩筋之間（見圖4-8）。

功效：開竅醒神，止痛。

時間：各約1分鐘。

方法4

體位：坐位。

部位：手部。

操作方法：以拇指和食指掐、按、揉少府穴。少府穴在小指本節後骨縫陷中，仰掌，屈指，在小指尖外四五掌骨間（見圖4-8）。

功效：清心寧神。

時間：30～60分鐘。

第八章

胸、背、腰、肩疼痛

胸　痛

胸痛是一種以胸部疼痛伴有不適感並加重的病症。導致胸痛的原因有多種，最常見的是呼吸系統疾病及循環系統疾病。例如肺結核、胸膜炎、冠心病等。

一、輕症療法

方法 1

第一節：患者仰臥，以四指或兩手四指掌側併置於季肋下緣，自上而下逐步點按，反覆操作 2～3 分鐘。

第二節：患者仰臥，一側手拇指掌側置其上臂外側，其餘四指置上臂內側青靈穴處，著力捏壓，反覆操作 1～2 分鐘。

第三節：一側手拇、食指掐定手指兩側，逐步自上向下摩動，自指掌關節起摩動至指端止，反覆摩動 2～3 分鐘。

第四節：患者仰臥，以手四指併置於左或右側鎖骨下氣戶穴處，自上向下沿胸旁側線之肋間隙，逐漸點按後向下移動，反覆按壓 2～4 分鐘。

第五節：以左或右手四指置足上方之三陰交穴處長按，拇指置足外踝上方懸鍾穴，長按 1～3 分鐘。

方法 2

第一節：以一手中指面沿鎖骨下、肋骨間隙，由內向外，順序由上而下地適當用力按摩揉動，各 20～30 次，以酸脹為宜。再以兩手掌按於兩側胸大肌處，旋轉揉動，順、逆時針方向各 10～30 次。

第二節：用虛掌或空拳在胸部輕輕拍擊 20～30 次後，用手掌緊貼胸前，做由內向外和由上而下摩擦，以熱為度。

二、重症療法

方法 1

體位：坐位。

部位：上臂。

操作方法：手掌自然伸開，拇指外展，其餘四指併攏，以拇指指腹吸定被施術的上臂內側，餘四指指腹吸定外側。內外合力揉捏，使著力部分帶動該處的皮下組織，做反覆不間斷的、有節律的環旋轉動，自上而下往返移動揉捏，先內外側，再前後側，揉捏 10 次左右。

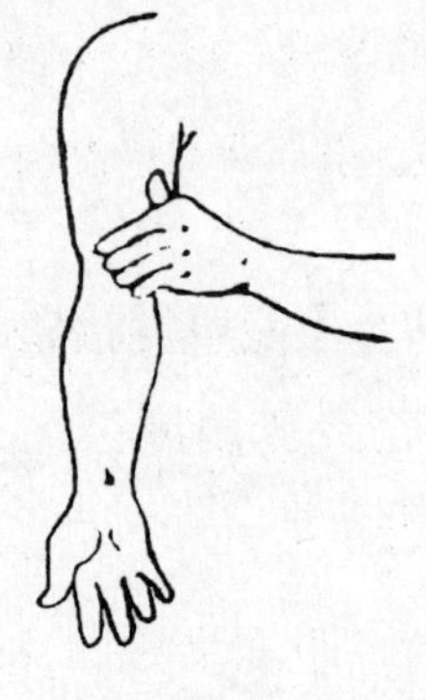
圖 8-1

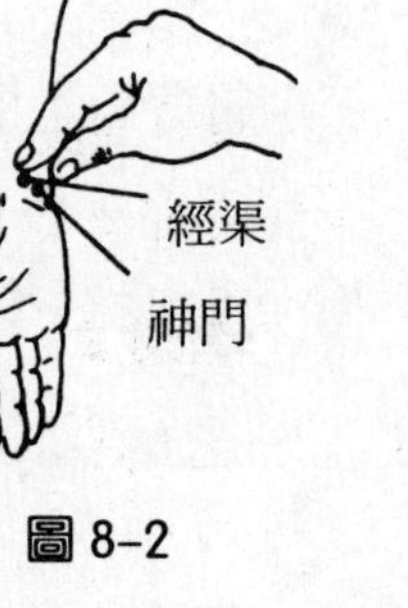

圖 8-2

然後用手掌著力，自上而下輕緩揉動數次，緩揉多次後結束（圖 8-1）。

功效：調和氣血。

時間：3～5 分鐘。

方法 2

體位：坐位。

部位：手腕部。

操作方法：於寅（3～5 點）、卯（5～7 點）時以外的時辰點按經渠穴 36 次，平補平瀉法。經渠穴在寸口陷中，取穴時在橈骨莖實內側緣，腕橫紋上 1 寸，橈動脈外側緣（圖 8-2）。

功效：清肺降氣，疏風解表。

時間：3～5 分鐘。

肩背痛

肩背痛是指肩背部酸楚疼痛，甚至不能舉臂抬肩的一類病症，多伴有麻木、放射感，常見於肩周炎、外傷、風濕病、頸椎病等。

一、輕症療法

方法 1

第一節：單手或雙手自然屈曲，呈握空拳狀，肩背放鬆，略屈肘，懸腕，將手背近小指側部分或小指、無名指、中指的掌指關節突起部分貼實並著力於施治部位。通過腕關節屈伸外施的連續往返活動，使產生的力輕重交替，持續不斷地在治療部位上往返滾動，手背滾動度在 120 度左右，即當腕關節屈曲時向外滾動約 80 度，腕關節伸展時向內滾動約 40 度，頻率每分鐘約 140 次。

第二節：以單手或雙手，五指屈曲握拳，用下拳眼一起一落地連續著力於施治部位。用力應均勻，不宜過猛，根據患者軀體的胖瘦、病情的虛實，決定施力的大小和著力部位。此法多用於肩背部。以腕關節為中心的擺動打法為小力，用於虛證及體弱患者；以肩關節為中心的擺動帶動拳打的方法著力為重力。

第三節：以掌或指與體表貼實，捏住肌膚稍停片刻後，再使肌膚逐漸從掌內、指間滑脫出來。以單手或雙手同時或交替平放於脊椎及脊椎兩側的施治部位，將體表肌膚逐漸握於掌、指中，稍停片刻，然後手上移或下移持續用力，使握於掌內的肌膚緩慢地從掌內滑滾出掌指間。

第四節：家屬以手搓擦患者背部。有通經活絡、祛風散寒作用。操作時由輕漸重，以局部發熱發紅為度。

第五節：裸露背部，兩手自然放置枕邊。家屬坐在床邊，兩手從尾骨長強穴沿脊柱（督脈）推運至大椎穴，然後用同樣手法從兩側臀部起沿脊柱旁開一二寸處（膀胱經）走直線推運至肩部。推運一條經絡的時間為5～20秒鐘，可連續做2～4遍。

方法 2

第一節：微握拳，用雙拳或單拳叩擊疼痛部位1～2分鐘。

第二節：做擴胸、聳肩、縮胸動作10餘次。

第三節：頭儘量後仰，放鬆縱行的肌肉，重複10～20次。

二、重症療法

方法 1

體位：坐位。

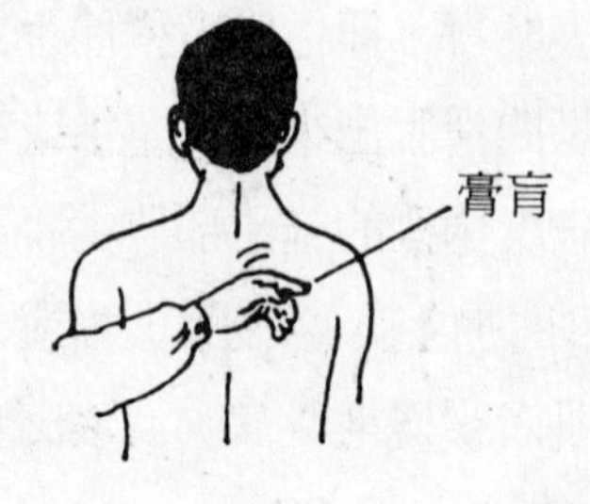

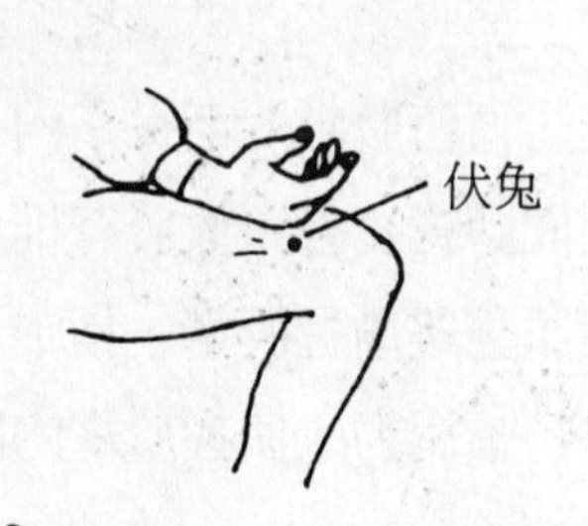

圖 8-3

部位：背部，腿部。

操作方法：手背近小指側或小指、無名指、中指的掌指關節突起部分著力於膏肓穴及伏兔穴，使腕關節做屈伸外展的連續滾動，各 60 次。伏兔穴在髕骨外上緣直上 6 寸。膏肓在第四胸椎棘突下，旁開 3 寸（圖 8-3）。

功效：疏經活絡，開胃節食。

時間：3～5 分鐘。

方法 2

體位：患者平臥。

部位：胸部。

操作方法：按摩者用指肚、手掌或掌根貼在胸前區上平行地加以適當壓力，做直線向前推動（像木匠推刨子）。各部位可做相反方向推，也可雙手掌交叉一左一右分推，按摩方向宜由上向下進行，患者應配合進行長呼氣（圖 8-4）。

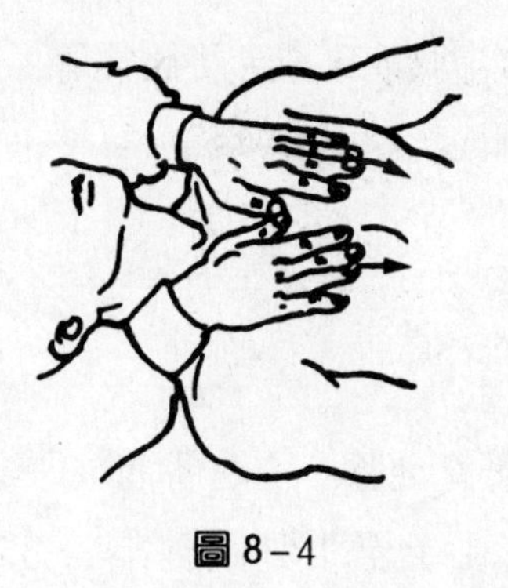
圖 8-4

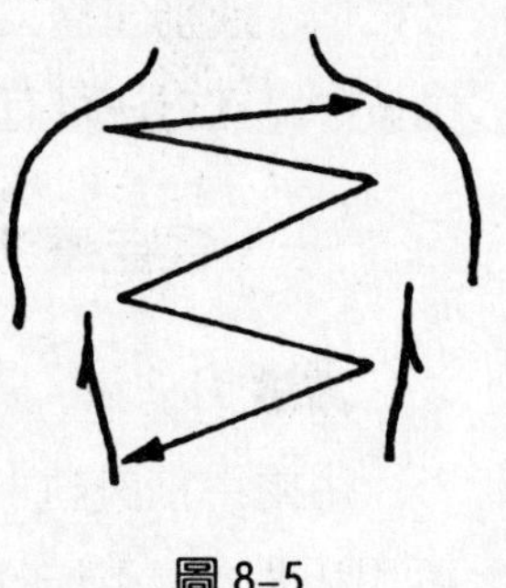
圖 8-5

功效：和血養氣，安神定態。

時間：3～5 分鐘。

方法 3

體位：坐位。

部位：胸部。

操作方法：患者脫去上衣，按摩者一手半握拳，用除拇指以外的其餘四指指節背面在患者胸部呈之字形擦摩，由輕漸至中度（圖 8-5）。

功效：通經活絡，理氣散結。

時間：30 次。

腰背痛

腰背痛是常見的病症之一。多由於外傷勞損或內傷失養導致，最常見的原因有外傷導致肌肉或筋骨受傷，腰椎增生或椎間盤突出，或腎虛腰痛，或產後腰痛等。由按摩點穴方法可有效地控制或治療腰背疼痛。

一、輕症療法

方法 1

用兩手掌搓動大腿，由髖骨至膝，左右各 36 次。再用手捏動小腿部排腸肌，由上至下到跟腱部各 36 次。臥著做可用一腿膝蓋或腳跟頂擦另一腿大小腿，兩手掌心緊按兩膝先齊向外旋轉 36 次，再齊向後內轉 36 次。或兩手全按在一膝上左右旋轉也可以。然後用手拇指掐三陰交、陰陵泉、足三里穴。

按摩此部位治療疾病的機制是：小腿內側是陰經所經之地，並有三陰交、陰陵泉等要穴。大腿後為殷門所在，多搓可以防治腰背痛。膝彎有委中穴，掌按摩能增加血液回流，預防兩腿抽筋，對腰背痛更有效。

方法 2

擦湧泉穴及揉踝關節兩部分。先用手掌尺側擦湧泉穴，快速用力直至腳心發熱為止，先左後右而施，臥著做可用一腳邊骨擦另一腳心。用拇、食二指揉摩腳尖、內踝下、內踝後各 36 次。再擦摩腳跟踝後、大筋處各 36 次。

按摩此處治療疾病機制是：兩足心的湧泉穴是腎經的起點，擦摩此穴可使泉水（津液）上達咽喉，不致咽乾口燥。同時對陰虛腎虧所引起的頭痛眩暈、心中結熱等症很有療效。搓此穴可使上身虛火下降，對舒肝明目有很大作用。

方法 3

按摩點擦照海穴，可減輕腰背疼痛。內踝下 3 公分左右是照海要穴，乃奇經八脈中陽蹻脈要穴，此穴經氣下通腳心，上達咽喉，揉此穴對失眠、咽喉痛、生殖系統病有療效。

方法 4

用雙手同時按摩患者雙足的方法，按摩者的手掌置於患者雙側小腿外側，同時向下按摩至足背，再至足底。接著從下往上按摩小腿內側至膝上停止。如此往復數次，都是外側從上到下、內側則從下往上按摩。

方法 5

第一節：俯臥位，按摩者沈肩、伸臂，將雙手交叉橫置於脊椎兩側，從上至下，順序推按，施法於脊椎兩旁。可通經活絡，理氣和血。

第二節：兩手握拳，置於腰後，掌心向外，以食指的掌指關節背側之骨突面各自按揉同側二、三腰椎棘突間旁開 1.5 寸處，50～100 次，須有酸脹和發熱感。

第三節：同上法按揉第四、五腰椎棘突間旁開 1.5 寸處和股骨大轉子後下凹陷處，各 30 次。

第四節：兩手掌根緊按兩側腰部，由上往下擦至骶髂部，須有溫熱感。

第五節：兩手握空拳，輕輕叩擊整個腰背部15次。

第六節：取臥位，用右手掌摩擦腰部，按順時針方向進行10分鐘。

第七節：橫擦腰部，以發熱為度。

二、重症療法

方法1

體位：坐位。

部位：足部。

操作方法：用手掌自上而下推按腰痛點，腰痛點位於雙腳腳掌第5蹼骨與楔骨外緣的邊緣區，成帶狀。

功效：行氣活血。

時間：3分鐘。

說明：本法也可用於治療腰脊疼痛、閃腰岔氣、腰椎間盤疾病等。

方法2

體位：坐位。

部位：足部。

操作方法：於申時（15～17點）揉擦束骨穴36次，施補法束骨穴在足小趾外側本節後陷中（圖8-6）。

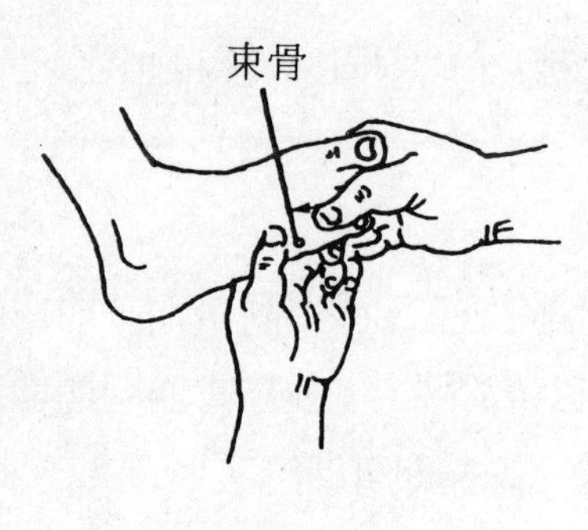

圖 8-6

功效：補膀胱氣。

時間：3～5 分鐘。

說明：本法也可用於治療腰背痛、癲狂、癰疽、目赤痛。

內傷腰痛

腰痛是指腰部酸楚疼痛，甚至不能彎腰、直坐、轉側的一類症病，多見於各種腰部外傷、婦女產後、肝腎陰虛、風濕病、腰椎疾病中。如不及時醫治會影響日常生活及工作。

一、輕症療法

方法 1

點按印堂穴 3～5 分鐘。印堂穴在兩眉頭之中間，正坐仰靠或仰臥，於兩眉頭連線的中點，下直對鼻尖處取穴。

方法 2

點按腰部阿是穴。腰部阿是穴（即病痛敏感點），腰部痛點。以帶繫腰上，找出青筋明顯處即可。點按此處 3～5 分鐘，腰痛即可緩解。

方法 3

點按腎俞、腰陽關、委中等穴，以酸脹麻木為度。急性扭傷配人中或養老；勞損配崑崙；風濕配大椎；骨質增生配懸鍾；脊中痛配命門；脊旁痛配關元俞。

方法 4

點按崑崙、京骨兩穴。崑崙：足太陽膀胱經穴。外踝高點與跟腱之間的凹陷中取穴。京骨：足太陽膀胱經穴。第 5 跖骨粗隆下，赤白肉際間取穴，能行氣活血，化淤止痛，點按 3～8 分鐘。

方法 5

本法藉由按摩人體強壯穴達到補氣血、益陰陽的目的。所謂強壯穴，通俗地說，就是對人體有補養作用的穴位。這些穴位從治病角度而言，能夠治療像虛症腰痛這樣的慢性虛弱性病證。虛症腰痛按摩採取的是對人體具有明顯強壯作用的穴位：關元、中極、氣海、膻中、中脘、雲中、百會、大椎、身柱、命門、風門、肺俞、心俞、膈俞、肝俞、脾俞、胃俞、膏肓、足三里、太

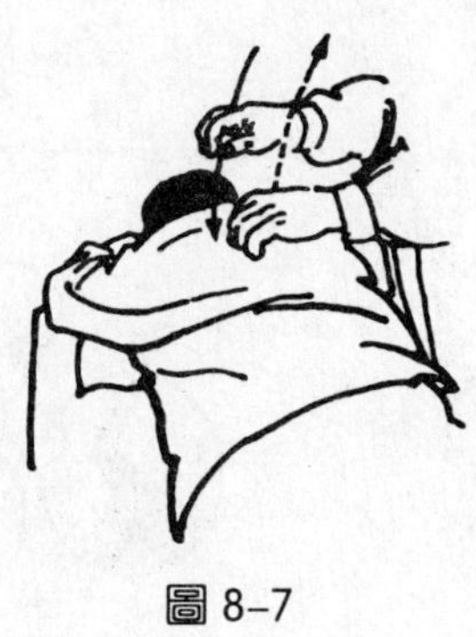

圖 8-7

谿、湧泉、血海、三陰交等。每日按摩 1～2 次，每次 5～10 分鐘。

二、重症療法

方法 1

體位：坐位或俯臥位。

部位：肩背部。

操作方法：各指向掌心屈曲呈拳狀，以各指中節指和掌根部叩擊肩背部肌肉（圖 8-7）。

功效：強元氣，利血氣。

時間：3～5 分鐘。

方法 2

體位：坐位或俯臥位。

部位：肩背部。

操作方法：以手的背部輕柔地滾動肩背部肌肉（圖

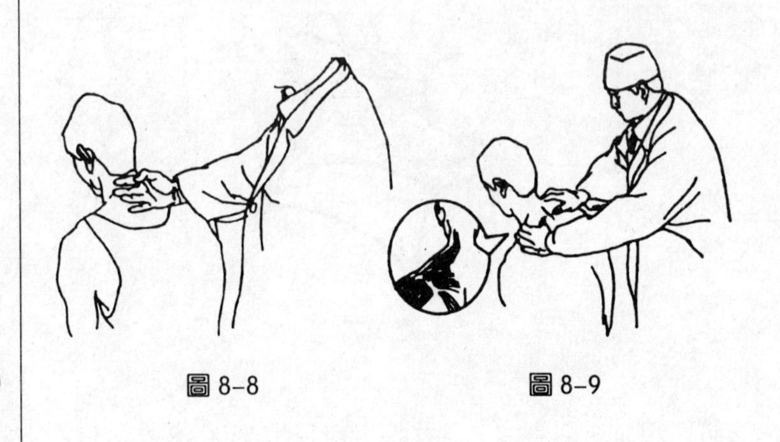

圖 8-8　　圖 8-9

8-8）。

功效：透筋著骨，除濕氣。

時間：3～5 分鐘。

方法 3

體位：坐位或俯臥位。

部位：肩背部。

操作方法：各指略分開並微屈手指指關節，用雙手提拿肩背斜方肌（圖 8-9）。

功效：化痰除濕。

時間：3～5 分鐘。

方法 4

體位：坐位或俯臥位。

部位：肩背部。

操作方法：兩手各指自然伸直並微微分開，以手的

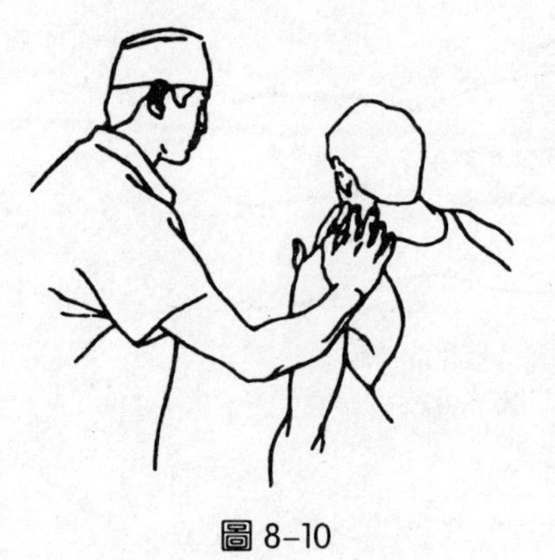

圖 8-10　　圖 8-11

側方搓動肩背部（圖 8-10）。

功效：清濕熱，透經氣。

時間：3～5 分鐘。

方法 5

體位：坐位或俯臥位。

部位：肩背部。

操作方法：按摩者用雙指拇指拿捏肩井穴（圖 8-11）。

功效：緩痙攣，強骨氣。

時間：3～5 分鐘。

方法 6

全位：俯臥位或站位。

部位：腰背部。

操作方法：兩手掌面分別著力於兩側腰背部，快速

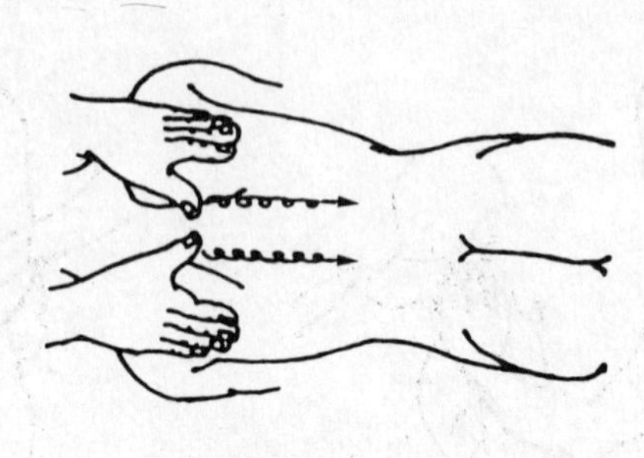

圖 8-12

往返揉背，以灼熱透裡為度（圖 8-12）。

功效：補腎壯腰。

時間：3～5 分鐘。

慢性腰痛

腰痛是由於腰部椎體關節、韌帶、椎間盤等發生退行性變化、壓迫神經根所引起的局部疼痛病症，通常病人有外傷史，而採用按摩點穴方法則能有效地改善腰痛的症狀。

一、輕症方法

方法 1

捏脊療法是指運用捏、推等手法刺激脊柱部位皮膚，以疏通督脈經氣而達到治療目的的一種療法。督脈主一身之陽氣，捏脊刺激督脈，可振奮人身的陽氣，推動全身氣血運行；脊柱兩旁又是膀胱經所過之處，人體臟腑之氣都會輸注於背部膀胱經的某些腧穴，捏脊能刺激這些穴位而得到調整臟腑功能的作用。

1. 操作方法

(1) 令病人取俯臥位，使背腰骶部充分暴露，放鬆肌肉。

(2) 兩手半握拳，自骶尾起，屈曲食指，用食指中節橈側頂住脊住骨上的皮膚，兩拇指伸直向頸項大椎穴方向前按，兩指同時用力提拿皮膚，沿督脈順經絡方向，邊捏，邊推，邊放至頂部，如此反覆 3 次。之後，按上方向每捏 2～3 下則重提一下至項部，如是共 3 次。

(3) 在脾俞、腎俞穴重揉按片刻。

2. 注意事項

(1) 捏起皮膚的尺度與提拿用力大小要適當，不可擰轉。捏得太緊不易向前捻動推進，捏得太淺則不易提起皮膚。捻動向前時，須做直線前進，不可歪斜。

(2) 高熱、驚厥、嚴重心臟病、局部皮膚感染或有其他急性傳染病者不宜捏脊。

(3) 每天捏脊 1～2 次，7 天為一療程，如要做第二療程，需休息 3～5 天。

方法 2

拍打療法，是指用木棒、木槌或鋼絲製成的拍子拍打患者某些特定部位而治療疾病的一種療法。拍打療法，透過輕揉有節律的振擊，使血氣流通、經絡疏通、氣血調和、關節潤利，從而達到強筋健骨、臟腑調和的目的。

拍打的拍子可以是木棒、木杆或木槌等，也可以用鋼絲製成。鋼絲拍子富於彈性，拍打時舒適，病人易於接受。製作方法是：

用16～18號鋼絲約200克，折曲成大頭小尾在長約34公分的扁圓形的拍子架，頭為直徑約3公分的圓柱體作柄用，尾為扁圓體，寬約9公分，厚約4公分，作為拍打物，先用棉花把拍子包裹結紮，再用繃帶纏紮牢固，外表用膠布黏牢，套上布套即可使用。

1. 操作方法

(1) 選取合適體位，脫去外衣。

(2) 全身拍打時，先拍打背部正中線，再拍打夾脊兩旁；然後再到上肢，最後拍打下肢。

(3) 拍打每個部位都應從近端到遠端，從上往下順拍。四肢部則先拍前側，再後側；先內側，後外側，應一拍緊挨一拍有節律地拍打，每側要反覆拍打3～5遍，力量先輕後重，以病人能承受為度，在重點部位宜多拍打3～5下。患位宜多打，如雙側患病時則先拍左側，再打右側。

2. 注意事項

(1) 拍打應用腕力進行彈打，不宜讓拍子與身體長時間接觸，以免傷及肌體。

(2) 拍打用力大小要適中，開始時宜輕，以後可漸漸加重。少兒、老人或體虛者手法要輕，年輕體壯者手法宜重；背部、腰部、關節及肌肉淺薄部宜輕拍，骶部、臀部及四肢肌肉豐滿處可重拍；胸腹部一般不進行拍打。

(3) 皮膚潰瘍、內臟腫瘤、骨折部位、骨結核、類風濕、強直性脊椎炎以及有出血傾向者不宜採用本法。婦女有經期或妊娠期也不宜採用拍打療法。腎區、肝區禁用本法。

方法 3

產後腰痛：患者坐位，一側足平穩著地，膝關節屈曲呈 90 度角，另一側大腿抬起，屈曲置於著地的大腿之上。然後用拇指按於踝關節內下方的凹陷處，中指按於踝關節前下的兩筋凹陷處，兩手指指腹著力，緊貼兩處、相對用力，由輕漸重，做環旋按揉。

二、重症療法

方法 1

體位：坐位。

部位：足部。

操作方法：揉擦崑崙、京骨兩穴。崑崙：足太陽膀

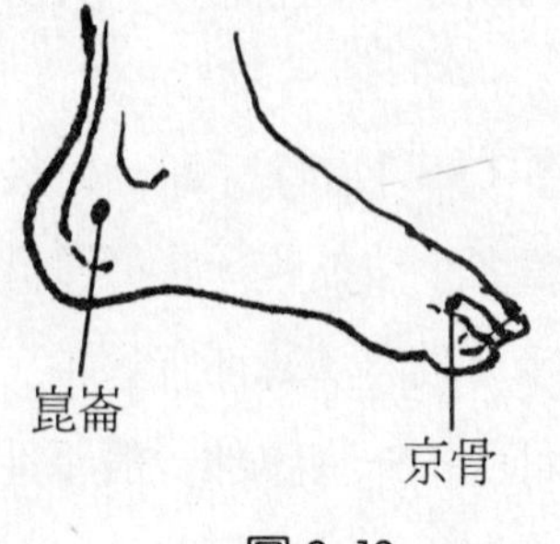

圖 8-13

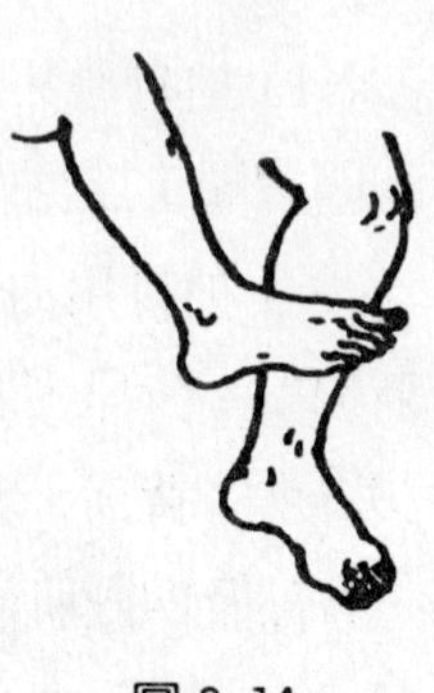

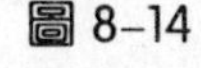
圖 8-14

胱經穴。外踝高點與跟腱之間的凹陷中取穴。京骨：足太陽膀胱經穴。第 5 跖骨粗隆，赤白肉際間取穴（圖 8-13）。

功效：行氣活血，化淤止痛。

時間：各 5～7 分鐘。

方法 2

體位：坐位。

部位：下肢。

操作方法：坐位、臥位時，雙下肢均需抬起。站位時，一足著地站穩，以一側拇趾和腳掌內側部著力，快速、有彈性地擊打，用力要由輕漸重，有一定節律，有透力。雙腳的動作要配合協調，以施術側腳掌內側部著力擊打。從膝關節至足末端均應擊打到，重點是膝、踝部和相應的重點穴位。以舒服、熱、麻脹感為度，兩側交替進行（圖 8-14）。

功效：舒筋活絡

時間：3～5 分鐘。

風濕腰痛

腰痛有很大部分是由於外感風濕所致，特別是那些經常在野外工作或偶然身處濕地，或長期生活在潮濕陰冷地區的人們，更易產生風濕腰痛。這種腰痛的特點是隨天氣變化而產生，遇熱則容易緩解。

一、輕症療法

方法 1

患者俯臥，按摩者在患側下肢點委中穴 10～20 次。能祛風通絡、止痛。

注意雙側穴位同時進行刺激時療效最好，雙側穴位的按摩力度應基本相同。

方法 2

在患側下肢點委中穴 10～20 次。可祛風通絡、止痛。注意雙側穴位同時進行刺激時療效最好，雙側穴位的按摩力度應基本相同。此穴為以下治上經驗方的代表。

方法 3

沿著足背擦搓兩圈，在手掌那一面跨越第一關節，再擦搓兩圈半，於靠近第三趾邊的側面結束。小趾也從外側擦搓起，在靠近第二趾邊的側面結束。右腰痛擦搓右手，左腰痛擦搓左手。

方法 4

第一節：掌壓腰骶部。俯臥位，雙掌重疊壓在痛處腰椎上，以不引起疼痛為度。一呼一吸為 1 次，做 10～15 次。

第二節：壓骶椎及兩側肌肉，各做 10～15 次。

第三節：揉摩腰背。工作之餘，晨起或晚睡前都可以雙手掌揉按摩擦腰背肌肉，上下揉摩 50～100 次，同時扭動腰部，有舒筋活血、促進局部血液循環、改善腰痛的作用。

第四節：揉筋結。用拇指指腹仔細在腰、骶部觸摸，如發現有壓痛結節時，則以指腹壓其上，每結揉 1 分鐘。

第五節：推下肢。旁人幫助，俯臥位，固定胯部，以掌根從骶部開始，經臀部沿大腿後側直推到足跟，連續 3 遍，然後大腿外側、小腿外側，至另一側肢體。

第六節：虛拳，以拇指掌指關節突起部分貼緊兩側腰眼，用力作旋轉按揉 30～50 次，以酸脹為宜。操作者作前俯後仰及側屈腰部旋轉活動各 20 次。

第七節：患者坐位，手握空拳在患處大面積捶叩 1～2 分鐘。在痛處掌揉及點按各 1 分鐘，並沿脊柱兩

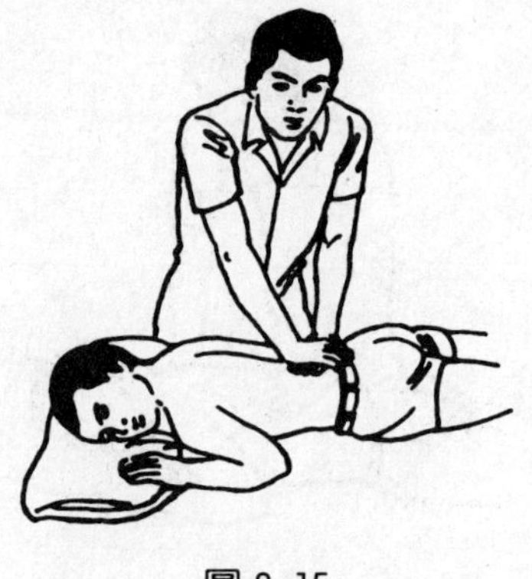

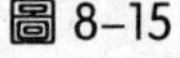
圖 8-15

側向下至臀部掌推十餘遍。以有熱感為度。

第八節：進行腰部的前屈、後伸、側屈及環轉等活動各十餘遍。

第九節：左手、手背，中指中線離腕橫紋 1、1／4 寸。先推按中指與無名指，漸上行至腕，以患者自感小指、無名指發麻，腰痛解除為度。

二、重症療法

方法 1

體位：坐位或俯臥位。

部位：肩背部。

操作方法：掌壓腰骶部。雙掌重疊壓在痛處腰椎上，以不引起疼痛為度。一呼一吸為 1 次，做 10～15 次（圖 8-15）。

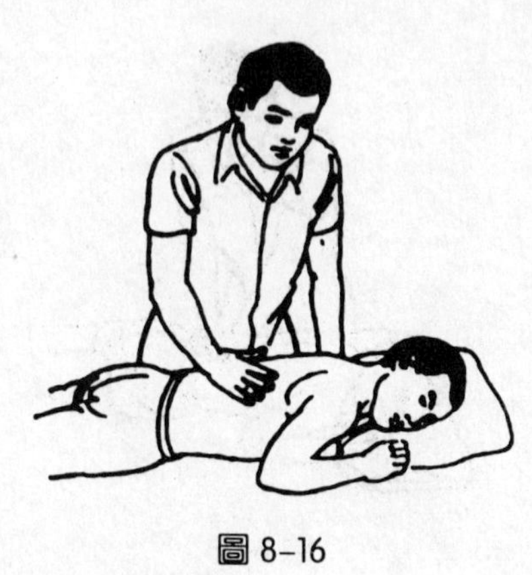

圖 8–16

功效：護腰通絡。

時間：3～5 分鐘。

方法 2

體位：坐位或俯臥位。

部位：肩背部。

操作方法：以單掌按壓骶椎及兩側肌肉，各做10～15 次（圖 8–16）。

功效：緩急止痛。

時間：3～5 分鐘。

方法 3

體位：坐位或俯臥位。

部位：肩背部。

操作方法：揉摩腰背。工作之餘，晨起或晚睡前都可以單側手背揉按摩擦腰背肌肉，上下揉摩 50～100

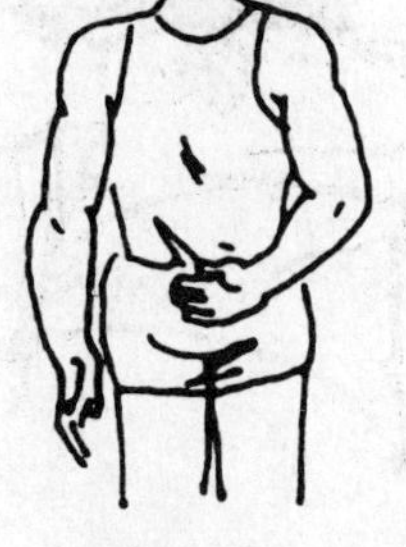

圖 8-17

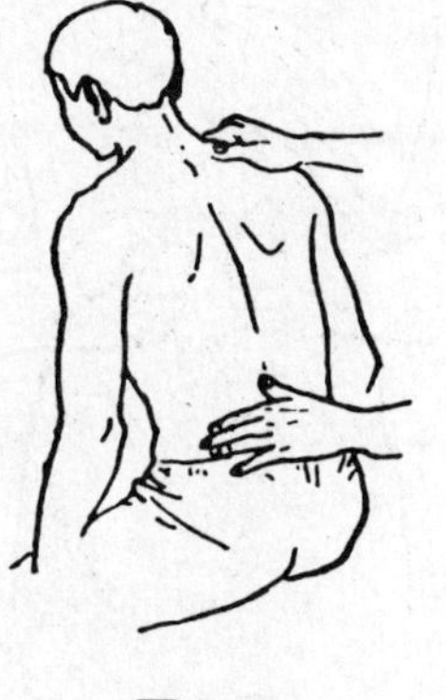

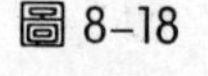

圖 8-18

次，同時扭動腰部（圖 8-17）。

功效：舒筋活血，促進局部血液循環，改善腰痛。

時間：3～5 分鐘。

方法 4

體位：坐位或俯臥位。

部位：肩背部。

操作方法：揉筋結。用拇指指腹仔細在腰、骶部觸摸，如發現有壓痛結節時，則以指腹壓其上，每結揉 1 分鐘（圖 8-18）。

功效：揉筋結，養肝血。

時間：3～5 分鐘。

方法 5

體位：坐位或俯臥位。

部位：肩背部。

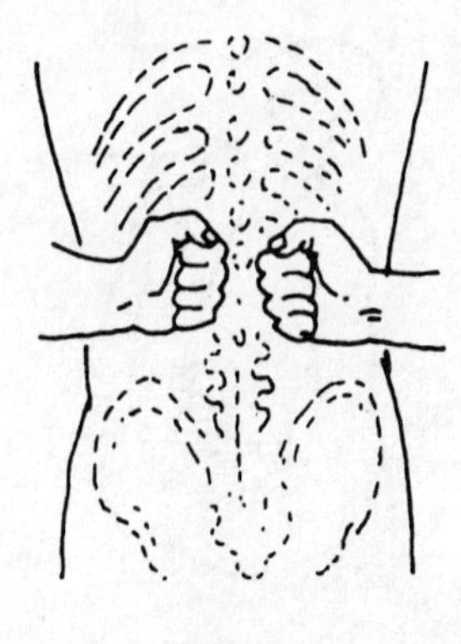
圖 8-19

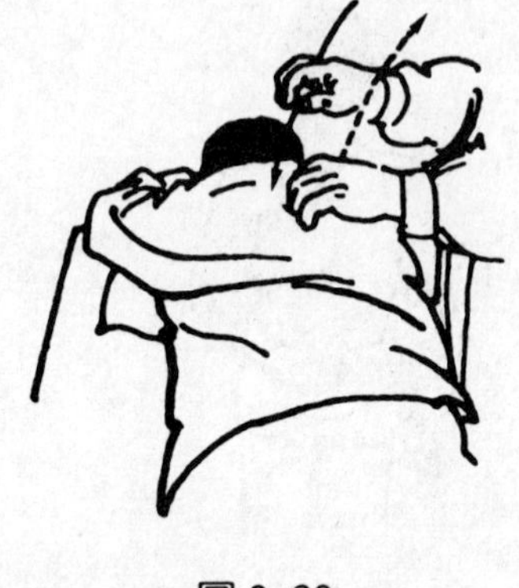
圖 8-20

操作方法：虛拳，以拇指掌指關節突起部分貼緊兩側腰眼，用力作旋轉按揉 30～50 次，以酸脹為宜。操作者做前俯後仰及側屈腰部旋轉活動各 20 次（圖 8-19）。

功效：通利關節，利血氣。

時間：3～5 分鐘。

方法 6

體位：俯臥位。

部位：脊柱兩側。

操作方法：手握空拳在患處大面積捶叩 1～2 分鐘。在痛處掌揉及點按各 1 分鐘，並沿脊柱兩側向下至臀部掌推十餘遍。以有熱感為度（圖 8-20）。

功效：利濕熱，祛邪氣。

時間：3～5 分鐘。

肩　痛

肩酸痛是多發病，主要致病原因為：內臟異常引起的肩痛；運動、勞動負荷過重引起的肩酸痛；感受風寒、濕邪引起的肩酸痛。

一、輕症療法

方法 1

以拇指和中指相對用力，反覆捻揉患者足部各趾，時間為 1～3 分鐘。

以中指指端用較重的手法，反覆點揉患者雙側足心，時間為 1～2 分鐘。

方法 2

第一節：兩手掌相對合力，搓揉患肩，反覆進行 5 分鐘。

第二節：一手按撥患肩的痛點，另一手同時將患肢前屈、後伸，旋轉活動 2 分鐘。

第三節：以手掌著力，按揉患肩痛處，邊按邊揉 3 分鐘。

第四節：用手指點按患側鎖骨肩峰端下緣、肩關節前面的凹陷處肩井穴；第七頸椎與肩峰連線中點肩井穴，每穴點按 1 分鐘。

第五節：用小魚際或掌、拳，有節律地拍打患肩，持續1分鐘。

方法3

第一節：用雙手拇指按揉患者肩背部、肩上凹陷中肩井穴，以出現酸、麻、脹感為宜。

第二節：用手指揉肩端前面凹陷處肩井穴，以出現酸、麻、脹感為宜。

第三節：用手指揉按或用手背滾按上肢的疼痛區域，每次3～5分鐘。

第四節：用手指點按手背尺側，三角骨前緣的腕骨穴，點按腕背橫紋線上5寸處的支正穴，肘橫紋外曲池穴下2寸處的手三里穴，每穴2分鐘。

第五節：用拇指按壓肘彎處肘橫紋橈側端凹陷處曲池穴，以酸、麻、脹感為度。

第六節：用手掌心緊貼上肢部皮膚，上下快速擦動，以出現溫熱感為度。

腰腿痛

一、輕症療法

方法1

在痛處與腳心湧泉穴各貼傷濕止痛膏1～2張，每日以大指指腹隔著傷濕止痛膏推捻痛處和湧泉穴，2天即可痊癒，不癒者第二天再重複治療1次。

方法2

患者仰臥，按摩者以兩手指按切按於雙側髂窩中央的衝門穴各30次。能行氣活血、止痛。

注意力量宜適中，以局部有麻脹感放射至遠端為度。

方法3

先擦搓好第二趾與小趾，其次在靠近拇趾邊的第四趾側面，即趾甲邊際位置上。擦搓兩圈後，從掌側跨越第一關節，再擦搓兩圈半，於靠近第三趾邊的側面結束。右腰痛擦搓右手，左腰痛擦搓左手。

方法4

以大拇指指腹經膝關節向下推搓，再沿小腿前外側搓向足背，上下往返3～5遍，約5分鐘，一側操作完畢，用同樣的方法操作另一側。

可主治各種腿部風濕病症。

方法5

以拇指或其餘四指面緊貼患者膝部膝眼穴位，做不間斷的反覆迴旋揉動30次。

本法亦可主治膝關節炎、膝部勞損。能健腰壯膝、祛風勝濕。注意按摩時宜由輕漸重。

方法6

一側足，五趾自然張開，另一側足跟抬起，以足跟著力，呈頓挫性彈性依次擊打著地五趾。用力由輕到重，有一定節奏，動作協調，反覆擊打數十次，兩側交替進行。

此方法有舒筋活絡、壯腰補腎，行氣活血功用。對下肢癱瘓、麻木不仁、趾痛、腰膝酸痛，足跟痛等病症，均有一定防治作用。

二、重症療法

方法 1

體位：坐位。

部位：耳部。

操作方法：以拇指和食指加壓捻動耳部腰骶椎穴，直至耳廓發熱、充血。腰骶椎穴在對耳輪體部。將輪屏切迹至對耳輪上、下腳分叉處為五等分，上 2／5 為腰骶椎（圖 8-21）。

功效：壯腰健腎，祛風通絡。

時間：3～5 分鐘。

方法 2

體位：坐位。

部位：手部。

操作方法：以膠布貼王不留行籽 3 粒於腰腿區。腰腿區位於雙手手背下緣，略居中，呈現一扁長圓形（圖

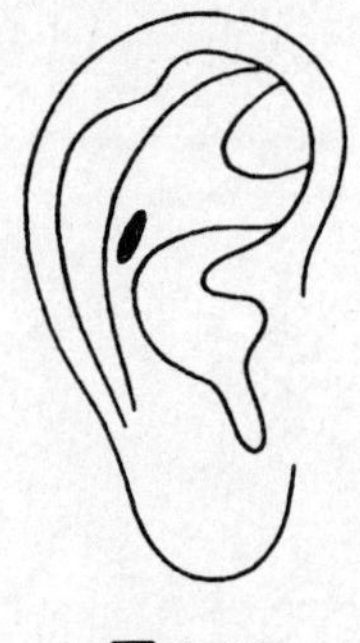

圖 8-21

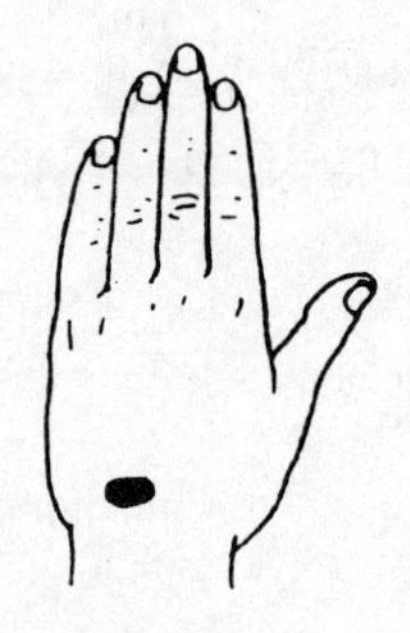

圖 8-22

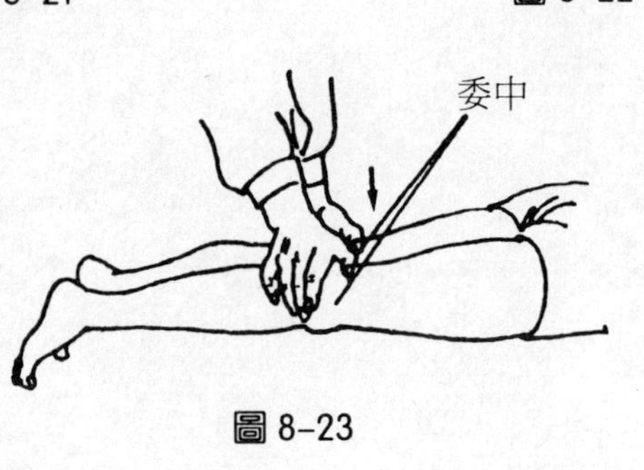

圖 8-23

8-22）。

功效：通經活絡，止痛。

時間：每 1 週為一療程。

方法 3

體位：坐位。

部位：腿部。

操作方法：患者俯臥，按摩者在患側下肢點委中穴10～20 次。從側穴位同時進行刺激時療效最好，雙側穴位的按摩力度應基本相同（圖 8-23）。

功效：祛風、通絡、止痛。

時間：3～5分鐘。

第九章
各種腹痛

腹　痛

腹痛，是指胃脘以上、恥骨毛際以上的部位發生疼痛的症狀，是臨床上常見的一種症候。其病因主要是感受寒、熱、暑、濕之邪，飲食失節，情志不舒，或素體陽氣不足，脾陽不振等導致的氣機鬱滯，脈絡痺阻及經脈失養所致。臨床內、外、婦、兒等科的多種疾病都可能出現腹痛。手足三陰、足少陽、手足陽明、沖、任、帶脈等經脈都循環於腹部。

腹部內藏肝、膽、脾、腎、膀胱、大小腸等臟腑器官。若腹部所循經脈或所藏臟腑因外感或內傷引起氣血運行受阻，或氣血鬱滯、虛弱等，都能發生腹痛。

一、輕症療法

方法 1

選取商丘、厲兌穴。

1. 商丘：內踝前下方凹陷中，舟骨結節與內踝關連線中點。

2. 厲兌：第2趾外側趾甲角旁約0.1寸。

由大腿向下推按順壓至商丘穴，點刺放血，然後下推至厲兌穴，點刺出血。

方法2

雙下肢伸直，將一側下肢屈曲外踝部置於另一下肢膝關節以上，使之呈4字形，在用同側手按壓屈曲呈4字形的下肢膝關節上，另一側手握住踝關節，按在膝關節上的手做向下有彈性、頓挫性掀壓，用力要均勻，不可用蠻力，以能耐受舒服為度。雙手放鬆，腿伸直，用相同方法對另一側下肢施術，兩側交替進行，可反覆數次。

二、重症療法

方法1

體位：坐位。

部位：腳趾部。

操作方法：於辰時（7～9）擦厲兌穴36次，施補法。厲兌穴在足大趾次趾之端，去爪甲1處（圖9-1）。

功效：補胃氣止疼痛。

時間：3～5分鐘。

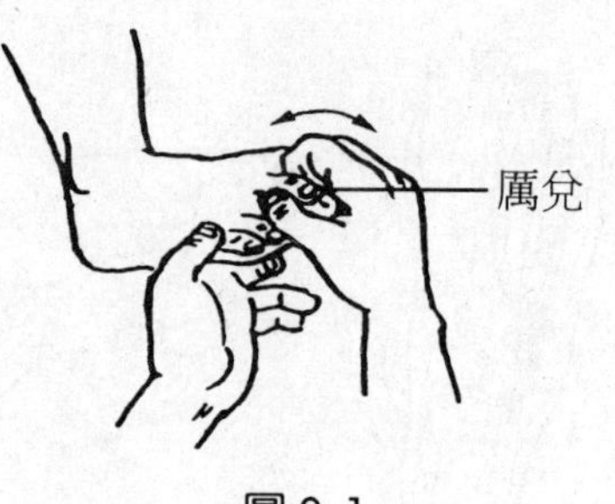

圖 9–1

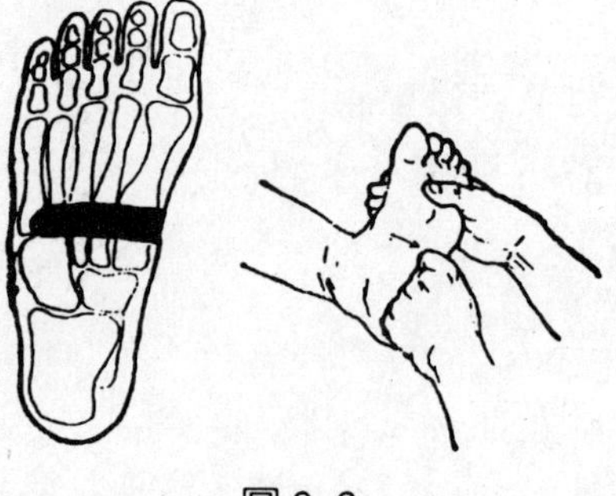

圖 9–2

方法 2

體位：坐位。

部位：腳趾部。

操作方法：單食指扣拳法，按帶狀走行壓刮腹痛敏感點。腹痛敏感點的位置位於雙腳掌中間的跖跗關節處，橫越腳掌成一條帶狀區。以食指中節近端施力，左腳由內向外壓刮，右腳由外向內側壓刮各 3～4 次（圖 9–2）。

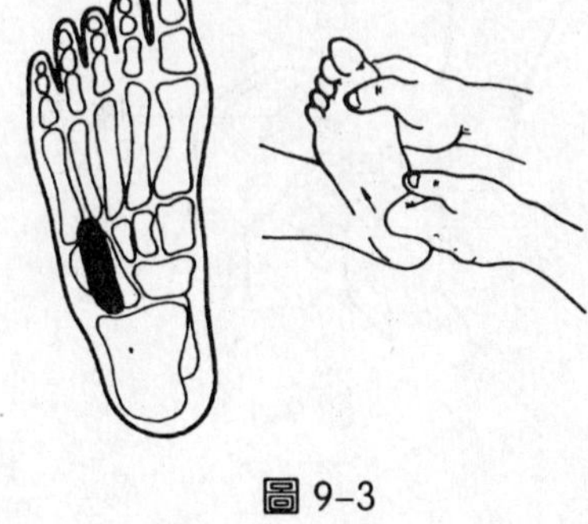

圖 9–3

功效：行氣通絡止痛。

時間：3～5 分鐘。

方法 3

體位：坐位。

部位：腳趾部。

操作方法：採用單食指扣拳法，以食指中節近端施力，由腳跟向腳趾方向壓刮右腳掌腹痛反射區 3～4 次（圖 9–3）。

該反射區位於右腳掌小腸反射區外側與腳外側皆平行的帶狀區域。從足跟前緣外側上行至第五跖骨底部。

功效：清熱利濕止痛。

時間：3～5 分鐘。

說明：本法適應於消化系統疾患，如腹瀉、腹痛、腸炎、便秘等引起的腹痛。

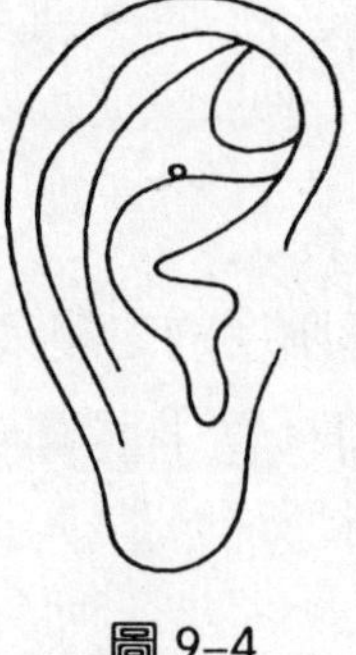
圖 9–4

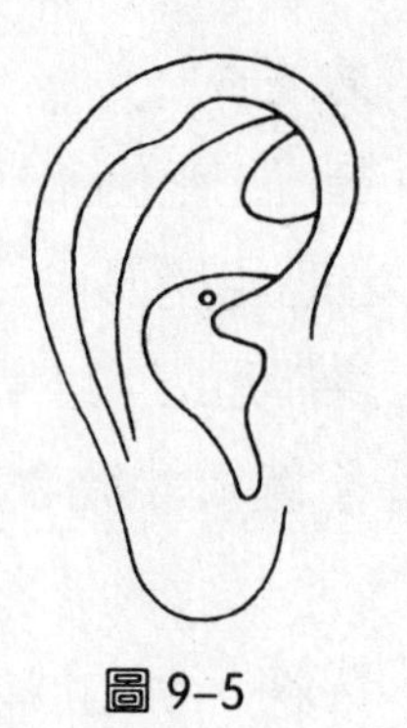
圖 9–5

方法 4

體位：坐位。

部位：耳部。

操作方法：以手為主的拇指及食指揉捏耳部的腹穴，腹穴在對耳輪體部，腰骶椎前側耳臉緣（圖 9–4）。

功效：健脾益胃，和氣活血。

時間：3～5 分鐘，七天為一療程。

方法 5

體位：坐位。

部位：耳部。

操作方法：以手的拇指及食指揉捏耳部的艇中穴，艇中穴在耳甲艇中央（圖 9–5）。

功效：行氣止痛，驅蛔清熱。

時間：每次 3～4 分鐘，每日 3～5 次。

方法 6

體位：坐位。

部位：腕部。

操作方法：以手的拇指尖點掐兩手的內關穴，內關穴在掌腕橫紋後 2 寸，兩筋之間。見上肢圖（圖 9-5）。

功效：行氣止痛，緩急。

時間：1～2 分鐘。

方法 7

體位：坐位。

部位：足部。

操作方法：以雙手拇指按壓外膝眼下 3 寸處的足三里，以酸麻感傳至足尖為度。足三里穴在膝下 3 寸，脛骨山脊外開橫指處屈膝取穴（圖 4-18）。

功效：行氣止痛。

時間：1 分鐘。

方法 8

體位：坐位。

部位：足部。

操作方法：雙手單食指鉤掌法自眼穴中央向兩側刮壓。眼穴立於雙足背跖骨、楔骨關節處，橫跨腳背左右側的一個帶狀區域（圖 9-6）。

功效：行氣通絡。

時間：3～5分鐘。

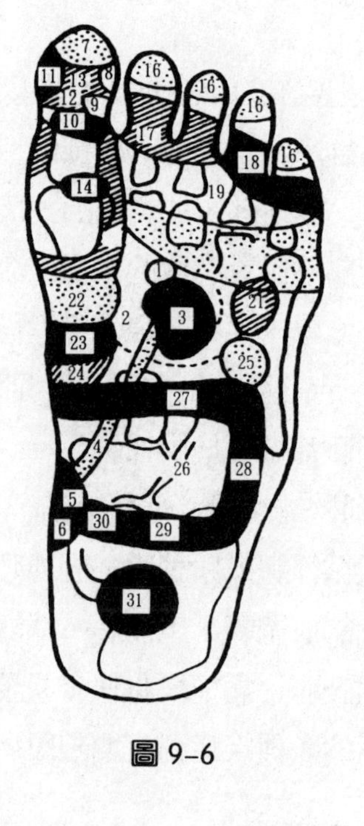

圖 9-6

1. 腎上腺　2. 太陽叢　3. 腎臟　4. 輸尿管　5. 膀胱

6. 尿道（足內側）　7. 額竇　8. 三叉神經　9. 小腦延腦

10. 頸　11. 鼻　12. 大腦　13. 腦垂體　14. 副甲狀腺

15. 甲狀腺　16. 2～5趾額竇　17. 眼　18. 耳　19. 斜方肌

20. 肺和支氣管　21. 心　22. 胃　23. 胰　24. 十二指腸

25. 脾　26. 小腸　27. 橫結腸　28. 降結腸　29. 直腸

30. 肛門　31. 生殖腺

腹痛劇痛

腹痛，是指胃脘以上、恥骨毛際以上的部位發生疼痛的症狀，是臨床上常見的一種徵候。其病因主要是感受寒、熱、暑、濕之邪，飲食失節，情志不舒，或素體陽氣不足、脾陽不振等導致的氣機鬱滯、脈絡痺阻及經脈失養所致。臨床內、外、婦、兒等科的多種疾病都會出現腹痛。手足三陰、足少陽、手足陽明、沖脈、任脈、帶脈等經脈都循環於腹部。

腹部內藏肝、膽、脾、腎、膀胱、大小腸等臟腑器官。若腹部所循經脈或所藏臟腑因外感或內傷引起氣血運行受阻，或氣血鬱滯、虛弱等，都能發生腹痛。腹部劇痛常指重症腹痛，病情變化快，甚至危及生命。現代醫學中急腹症的多種疾病都有劇烈腹痛的症狀。

一、重症療法

方法 1

體位：坐位。

部位：鼻唇溝。

操作方法：以大拇指點按人中穴，重力下壓。人中穴在鼻唇溝的中下1／3交界處。

功效：回逆止痛。

時間：以痛緩為度。

方法 2

體位：坐位。

部位：十指頂端。

操作方法：以大拇指指甲順次掐點食指頂端的十宣穴，從大拇指指端開始。十宣穴位於手指十指的指甲正中。

功效：回陽止痛。

時間：以痛緩為度。

方法 3

體位：坐位。

部位：頭頂正中。

操作方法：以大拇指指尖掐點頭頂正中部的百會穴。百會穴位於頭頂正中部，點掐時可採取雀啄式（圖9-7）。

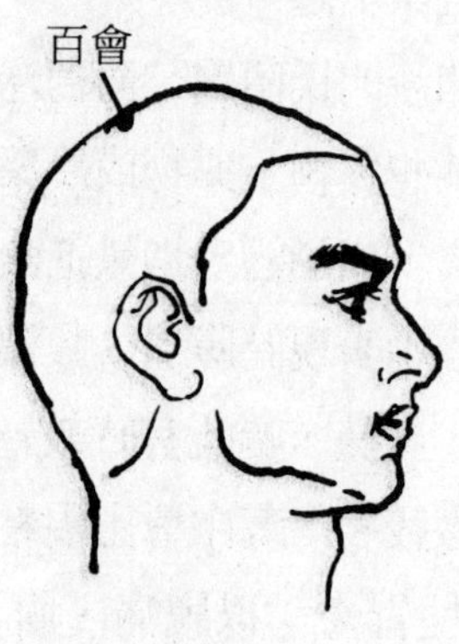

圖 9-7

功效：開竅止痛。

時間：以痛緩為度。

方法 4

體位：坐位。

部位：雙耳。

操作方法：揉搓兩個耳垂，或把手指插入耳中，不停地搖動，可緩解腹痛和牙痛。因腹部受寒疼痛難忍使用此法，可立即止痛。

功效：活血止痛。

時間：以痛緩為度。

急性胃腸炎引起的腹痛

急性胃腸炎是消化系統常見的疾病。多見於夏秋季。常由下列因素引起：

1. 感染，如沙門氏菌屬、葡萄球菌與病毒等。
2. 中毒，某些食物、藥物或農藥等中毒。
3. 暴飲暴食，如酗酒、過量進食等。

本病起病急，表現為腹痛、腹瀉和嘔吐。有時有不同程度的畏寒、發熱，嘔吐有時較為頻繁。糞便一般為黃色水樣，次數較多，糞中會出現黏液。以上腹痛及嘔吐為主，為急性胃炎；以腹痛、腹瀉為主，為急性腸炎；嘔吐、腹痛及腹瀉均甚明顯，為急性胃腸炎。少數嚴重病例，由於頻繁嘔吐及腹瀉，而出現脫水。

方法1

按摩治療胃腸炎腹痛：

第一節：兩掌心相互摩擦至發熱，用手掌在腹部臍周圍沿順時針方向推摩50次。

第二節：提捏腹部皮膚，以腹內有熱感為佳，操作1～2分鐘。

第三節：患者仰臥。按摩時四指閉攏，中指按於肚臍，其餘三指均勻用力按摩腹部。按摩時用力不可過大，速度也應適中，做300次。每日做一次按摩，可促進腸蠕動，助消化，除積，化食，腹瀉減輕，繼續堅持下去腹瀉即愈。

痛　經

痛經係指月經前後或行經期間發生下腹部疼痛，亦稱「行經腹痛」。本病可以生於子宮發育不良、或子宮過於前屈和後傾、子宮頸管狹窄、子宮內膜呈現片狀排出，或盆腔炎、子宮內膜異位症等疾病。

凡在月經前後或月經期發生周期性下腹脹痛、腰酸以致影響生活和工作，甚則劇痛昏厥者，稱為痛經。

婦女經期，由於盆腔充血而少腹輕度垂脹感，一般並非病理性，但當症狀嚴重以致影響日常生活，需要服藥時，則稱痛經。

生殖器官無器質性病變時，稱原發性痛經或功能性痛經；因生殖器官器質性病變所引起的痛經，為繼發性痛經。一般月經來潮僅感小腹輕微隱痛不適，腰酸不舒，這是經期常有的生理現象，不為痛經範圍。

一、輕症療法

方法 1

中極和曲骨穴的按摩：曲骨位於肚臍正下，恥骨聯合的上緣；中極則在曲骨上 1 橫指處。這兩個穴位可用來改善女子生殖器官和泌尿器官的症狀，也可用於女性痛經症的治療。

方法 2

操作要領：用 4 個手指的指腹以螺旋形推進的方式按摩中極和曲骨的四週。

1. 揉搓足小趾 5 分鐘，按揉通谷、湧泉、然谷穴各 3~5 分鐘。每日 2 次。

2. 以一手持腳，另一手半握拳，食指彎曲，以食指第一指間關節頂點施力，由腳跟向腳趾方向推按 5~6 次，每日 2~3 次。

方法 3

能鍛鍊骨盆底的肌肉，對順利分娩極有幫助，並有調經和助長發育的功效。

能促進消化，治療習慣性便秘，減輕小腿部疼痛，有時還能減輕胃痛。

動作要點：

1. 雙手分別抓住兩個腳腕，腳用力向後撐（用雙腳拉直雙臂）；讓病人眼向前看，頭儘量向上抬。

2. 雙手用力將腳拉向後部；使病人的身體像一隻小船一樣。

按摩者以拇指和食指貼放在患者足背關節部的內側和外側，相當於足底腹股溝管反射區部位，從關節部上拉，在足背中央部，從離開皮膚表面的部位，拇指和食指合二為一有節奏地進行上拉，反覆60次。

方法 4

第一節：取仰臥位，用手掌順時針方向在小腹部揉摩30次。

第二節：用拇指按揉臍下1.5寸處、臍下3寸處，每處2分鐘。

第三節：取俯臥位，按揉腰部脊柱兩旁及骶部30次。

第四節：用手掌擦腰骶，直至透熱為度。

第五節：用手掌揉摩小腹部20～30次。

第六節：用手掌揉摩腰骶部、大腿內側20～30次。

第七節：捏提小腹部1分鐘，以小腹部溫熱為宜。

第八節：掐兩內關穴，約1～2分鐘，可當時緩解腹痛症狀。

第九節：用兩手掌平推腹部，約1～2分鐘。

第十節：患者仰臥。按摩者位於患者右側，以拇指分別點按氣海、關元、三陰交、勞宮、調經穴（足底湧泉穴外一寸）各半分鐘。

再以手掌在小腹部順時針方向按摩5分鐘。然後，提拿小腹部數次，再在小腹部運摩3分鐘。

第十一節：患者俯臥，在腰背部常規按摩數次，再點按腎俞、命門及腰骶部痛經放射點（壓痛點），各半分鐘，再運摩腰骶部3～5分鐘。

第十二節：患者坐位，醫者居其後，以雙手五指分開，自後向前擦摩兩脇1～3分鐘。

第十三節：兩手掌指著力，分別置於患者腹部兩側，自上而下、自外向內沿任脈將腹部肌肉擠起，然後兩手交叉扣攏拿提，反覆施術7次。調經止血，止疼痛。以局部溫暖、自覺脹麻為度。

方法5

患者正坐，一足平踏地面上，另一側足尖翹起，足跟部著力，點於一側足背上的兩筋間的凹陷處，足跟緊貼體表，用力由輕漸重，邊點邊揉動，做緩和的環旋轉動20次左右，以舒服透熱為度，兩側交替進行。此方法有舒筋通絡、活血化淤、解痙攣功用。

方法 6

患者端坐，腿屈曲，按摩者以一手拇指及其餘四指點按膝上內側肌肉隆起處（即血海穴），能補氣血、調經帶。主治婦女氣血不通諸病。反覆點按，以自覺酸脹向上下放射為度。

方法 7

臨床研究證明，關元、氣海、中極、三陰交、地機、脾俞、腎俞穴都是治療痛經的重要穴位。實證（經前、經期腹疼、色紫暗有血塊）宜拇指重按、十指重叩；虛證（經期、經後腹疼、喜暖喜按、色淡紅）宜補瀉併用。

二、重症療法

方法 1

體位：坐位。

部位：腿部。

操作方法：用拇指指腹從上到下推取血海穴，血海穴位於髕骨上緣 2 寸，股內側肌的內側緣上。屈膝，在股四頭肌內側頭的隆起處取穴。

功效：調理氣血時間 5～8 分鐘。

方法 2

體位：坐位、仰臥位。

部位：腿部。

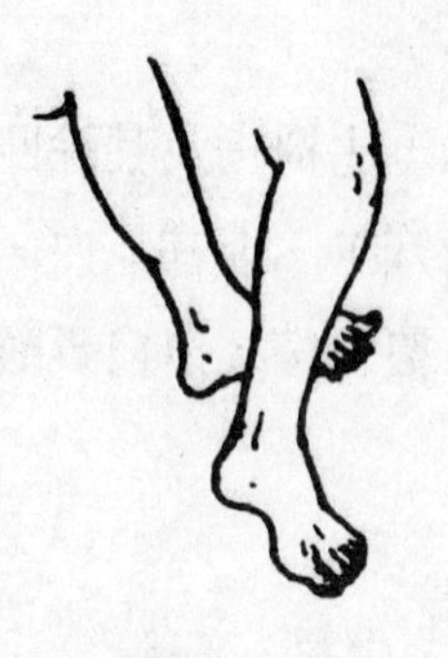
圖 9-8

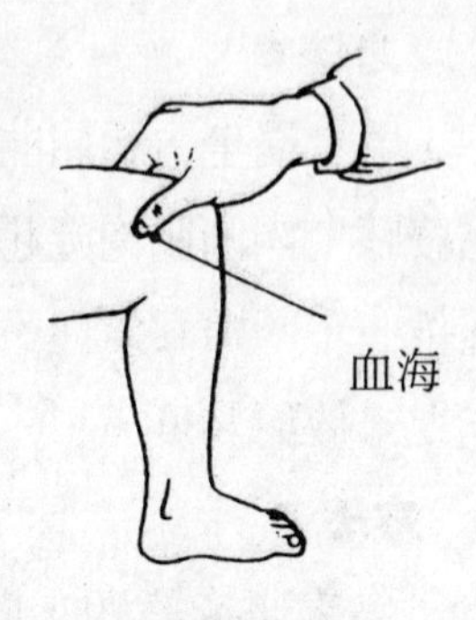

圖 9-9

操作方法：坐位、仰臥位時，雙腿均要抬起，站位時則一足著地站穩。然後，以一側足背著力，擊打另一側下肢，被擊打下肢要配合動作。此方法關鍵是動作配合要協調，注意尋找適合自己的動作技巧。用力要由輕漸重，隨起隨落，有彈性，輕鬆自然。可先從膕窩部開始擊打，從上到下，至足跟，再從小腿外側至足外側（圖 9-8）。

功效：解痙鎮痛

時間：5～8 分鐘。

方法 3

體位：坐位、仰臥位。

部位：腿部。

操作方法：患者端坐，腿屈曲，按摩者以一手拇指及其餘四指點按膝上內側肌肉隆起處（即血海穴）（圖 9-9）。

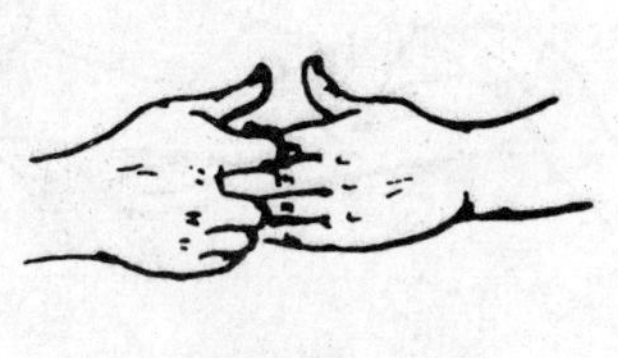

圖 9-10

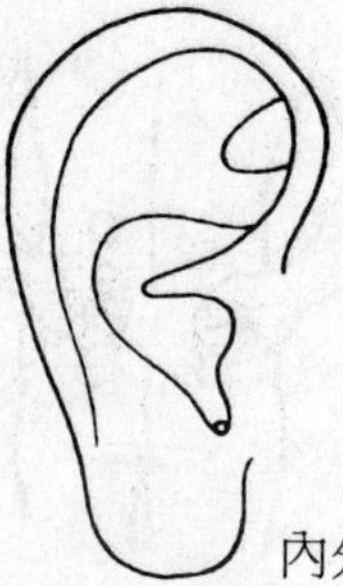

內分泌

圖 9-11

功效：補氣血，調經帶。

時間：反覆點按，以自覺酸脹向上下放射為度。

方法 4

體位：坐位。

部位：手部。

操作方法：用一側手的屈曲食指及中指的第二指節，夾緊另一側手的手指根部，然後迅速向末端拉，若滑脫出，會出現「叭」的響聲。用力要由輕漸重，不可用蠻力，動作要協調，每個手指要反覆進行數次（圖9-10）。

功效：行氣活血、止痛。

時間：以舒服、溫熱感為度。

方法 5

體位：坐位。

部位：耳部。

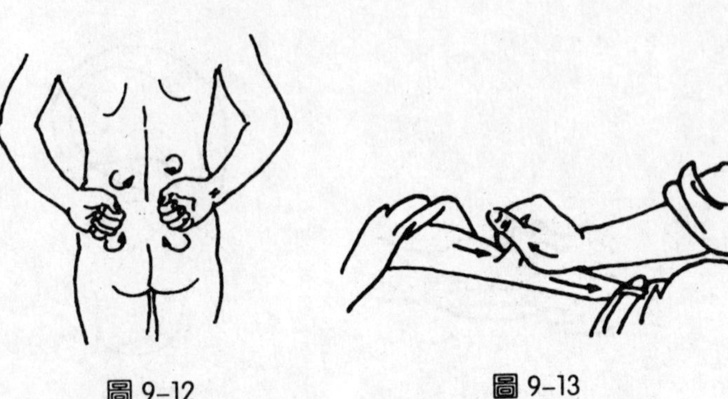

圖 9-12　　圖 9-13

操作方法：以拇指和食指捻耳部內分泌穴，該穴位於耳甲腔底部屏間切迹內（圖 9-11）。

功效：調肝通經，行氣通絡。

時間：5 分鐘。

說明：本穴還可以用於治療痛經、月經不調、更年期綜合症、痤瘡。

方法 6

體位：站立。

部位：腰脊兩側。

操作方法：兩手握拳，屈肘，將拳置於腰後，拳心貼腰，以指掌關節突起處抵在腰脊兩側揉按（圖 9-12）。

功效：補五臟虛弱。

時間：3~5 分鐘。

方法 7

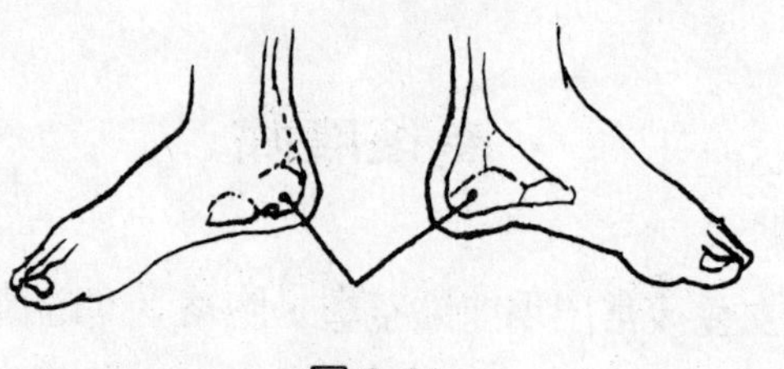

圖 9-14

體位：患者俯臥位。

部位：脊背部。

操作方法：按摩者用拇指和食指擰起人體背部一部分皮膚和皮下組織，又急速放鬆，使擰皮膚的手略旋後，並向一側牽拉擰住的皮膚，然後又急速鬆手。常發出「嗒」的聲響，依次連續向一定的方向擰扯，以皮膚發紅為度，擰扯皮膚的力度不可過猛（圖 9-13）。

功效：補氣和血，止痛。

時間：3～5 分鐘。

方法 8

體位：坐位。

部位：腳部。

操作方法：自外踝關節後方起向上推壓骨盆穴。骨盆穴位置於雙腳腓骨外側後方，自腳外踝骨後方向上延伸四橫指的一帶狀凹陷區域（圖 9-14）。

功效：補任脈、充血海。

時間：3～5 分鐘。

產後腹痛

婦女產後常出現血脈空虛、胞絡受寒的情況，更由於部分產婦產後惡露不下，淤血未盡，因而出現了產後腹痛的症狀。治療此症可採用點穴按摩的方法。

方法 1

體位：患者直立。

部位：季肋部。

操作方法：指揉按壓腰眼、命門穴。手指用力按壓穴位，然後輕揉放鬆，每次施術指揉按壓 100 次以上（圖 9–15）。

功效：行氣止痛。

時間：3～5 分鐘。

方法 2

體位：患者仰臥。

部位：腹部。

操作方法：醫者以一手四指或兩手四指掌側併置於左或右季肋下腹哀穴處，自上向對側內下方推摩經太乙、水分、神闕、四滿、水道、歸來穴止，反覆推摩（圖 9–16）。

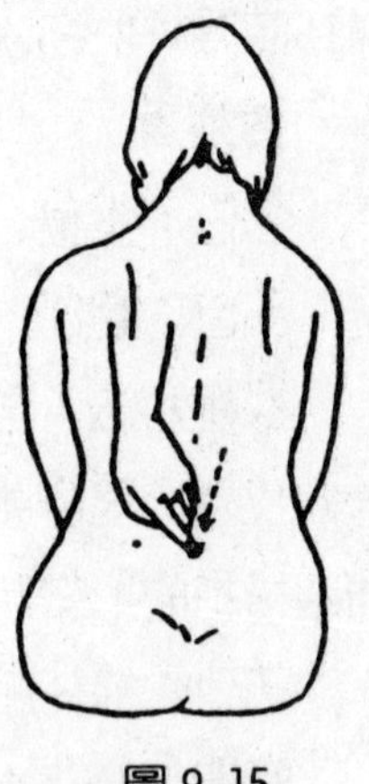

圖 9–15

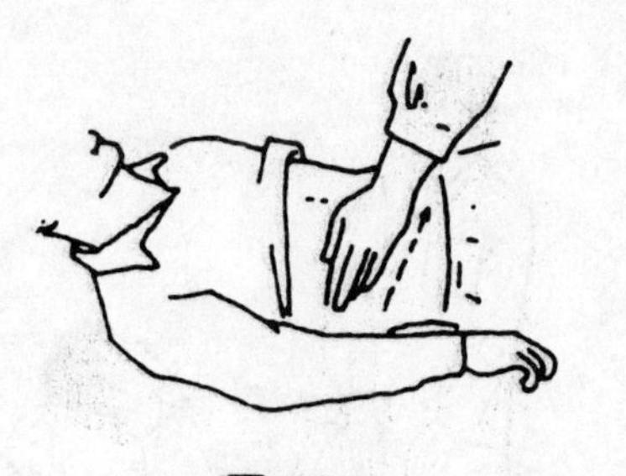

圖 9-16　　圖 9-17

功效：行氣調經，止痛。

時間：5～10 分鐘。

方法 3

體位：患者仰臥。

部位：腹部兩側。

操作方法：按摩者以一手或兩手四指併置左側腹直肌上緣，再自其內緣向外緣橫摩，自幽門穴平高處順腹直肌向下腹部之橫骨、歸來穴止，反覆橫摩（圖 9-17）。

功效：養血氣，調經脈。

時間：5～10 分鐘。

方法 4

體位：仰臥位。

部位：胸部。

操作方法：按揉乳根四周。用手指按揉乳根四周穴位，力度由輕到重，每次施術應按揉 100 次以上（圖

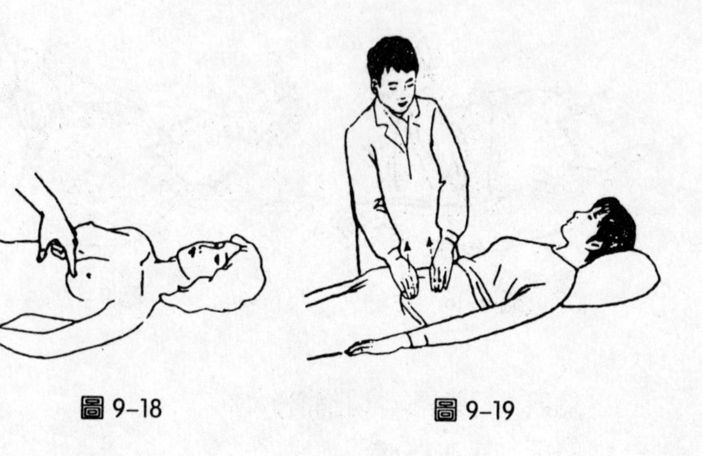

圖 9-18　　圖 9-19

9-18）。

功效：去淤生新，養血氣。

時間：3～5 分鐘。

方法 5

體位：站位或仰臥。

部位：胸腹部。

操作方法：按摩者兩手掌指著力，分別置於患者腹部兩側，自上而下、自外向內沿任脈將腹部肌肉擠起，然後兩手交叉扣攏拿提，力度輕度緩柔和（圖 9-19）。

功效：行氣化淤。

時間：3～5 分鐘。

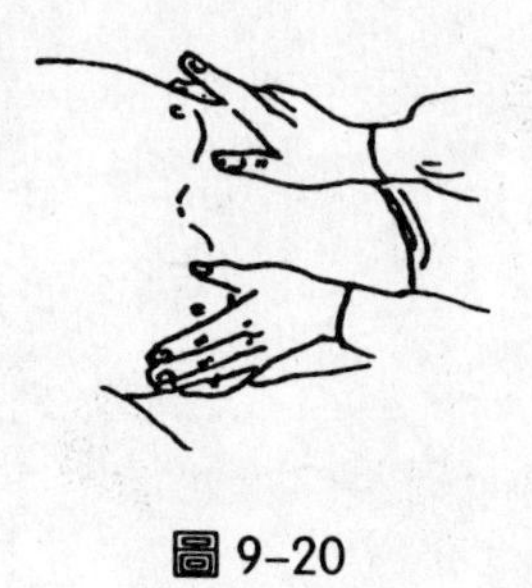
圖 9-20

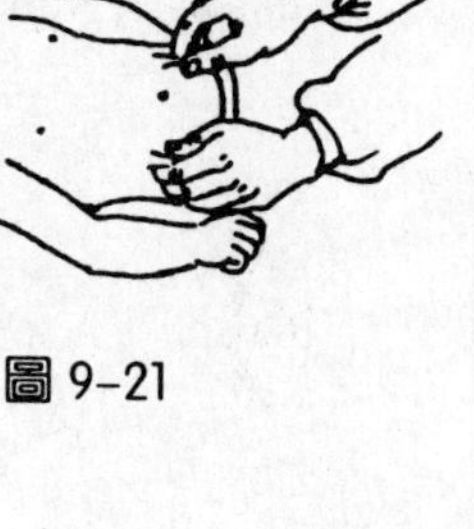
圖 9-21

小兒腹痛

方法 1

體位：仰臥位。

部位：腹部。

操作方法：以掌在腹部輕摩，待患兒稍安靜後，再以雙手拇指稍重而快的分推每個肋縫（圖 9-20）。

功效：和脾胃，止疼痛。

時間：5～10 分鐘。

方法 2

體位：患兒仰臥。

部位：腹部。

操作方法：按摩者立於其旁，用拇、食、中三指提拿，稱拿肚角，即臍下兩旁大筋，拿肚角時宜由小股肌肉拿起，逐漸拿大股肌肉，以患兒能忍受為度（圖 9-21）。

功效：止痛止瀉。

時間：各 30 次。

第十章
四肢疼痛

下肢疼痛

下肢疼痛多由於關節炎以及各種外傷和勞損所致。表現為下肢疼痛、活動受限。使用點穴按摩方法則能有效地消除下肢疼痛病症。

一、輕症療法

方法1

患者臥狀，按摩者以一手固定患者一腿，另一手拇指和四指相對成鉗形，鉗住下肢相應部位，以拇指為支點，其他四指進行擦摩；或以四指為支點，用拇指進行擦摩。祛風止痛，消腫。

注意按摩力量不宜過猛、過重。

方法2

第一節：用拇指或肘部點按位於臀部外側凹陷處的環跳穴，以出現酸、麻、脹感為宜。

第二節：用手掌相對搓揉膝關節處，持續3分鐘。

第三節：用手掌上下擦下肢兩側的皮膚，用力適度，先內側面，後外側面，以出現溫熱感為度。

第四節：用手背滾下肢疼痛處，3～5分鐘。

第五節：用手指點按膝蓋後窩橫紋中點處的委中穴，以出現酸、麻、脹感為度。

第六節：用拇指揉按膝外側下方3寸處足三里穴，每側揉按3分鐘。

第七節：用手指拿捏小腿腓腸肌，自上而下，用力適度，以出現酸、脹感覺為度。

方法3

坐位時，一側足著地，膝關節屈曲，呈90°角。一側下肢抬起屈曲，置於著地的大腿上，呈「二郎腿」狀。用拇指與食、中、小指自然張開，相對用力拿捏，一緊一鬆，自足跟部向上拿捏至小腿肚隆起處的承山穴。用力要均勻、有節律，手法要靈活、協調，以舒服透熱為度，兩側交替進行。此法有舒筋通絡、壯腰補腎、解肌止痛功用。

方法4

第一節：坐位，患者下肢略屈曲，足著地，另一側下肢屈曲，足背著力擦對側下肢。

第二節：站位，患者下肢伸直，單足著地、站穩，另一側下肢屈曲抬起，足背著力擦對側下肢。

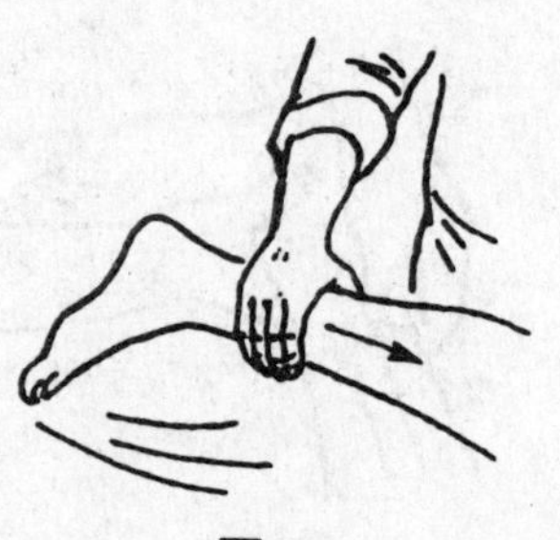

圖 10-1

注意操作時，著力要緊貼皮膚，稍用力下壓，做上下往返連續不斷的直線摩擦，擦下肢外側、後側，以透熱、舒服為度，兩側交替進行。

二、重症療法

方法 1

體位：坐位。

部位：下肢。

操作方法：患者平臥，按摩者拿握下肢，由上往下拿捏腿部，要求用力較重。掌根用力，虎口稍抬起，以免引起疼痛（圖 10-1）。

功效：利水消腫。

時間：3～5 分鐘。

說明：本法能加速靜脈血及淋巴液的回流。常用於按摩變化中的過渡手法，多與揉捏、按壓等手法交替使用。

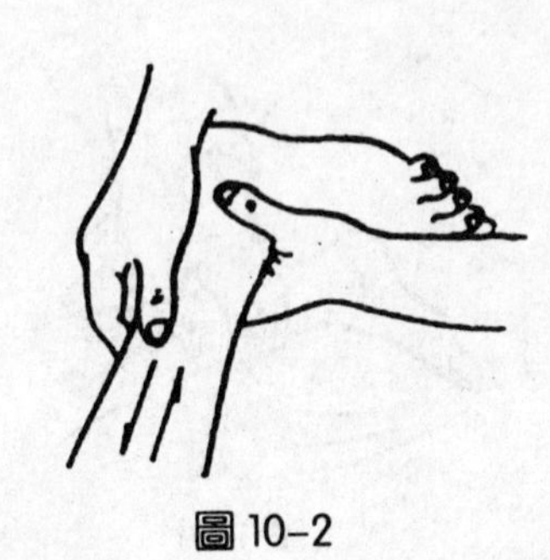

圖 10-2

方法 2

體位：坐位。

部位：下肢。

操作方法：患者俯臥，按摩者以一手固定於患者一腿，另一手拇指和四指相對成鉗形，鉗住下肢相應部位，以拇指為支點，其他四指進行擦摩；或以四指為支點，用拇指進行擦摩（圖 10-2）。

功效：祛風止痛，消腫。

時間：3～5 分鐘。

足跟痛

足跟痛是中老年人多發病。中國醫學認為，腰與腎臟密切聯繫，腰為腎之府。腎與膀胱相表裡，足太陽經脈循行經過腰背部，若腎氣虛衰，足太陽經脈失調或經絡閉塞不通，即可造成足跟痛。足跟痛有鞋性足跟痛、老年性足跟痛、產後足跟痛、畸形足跟痛等。

據臨床觀察資料提示，足跟痛還與長期站立、行走多的工種有關，所以營業員、理髮員、交通警察等需要長時間站立工作的工種發病率較高。

這是現代文明的一種反自然疾病。由於長期穿高跟鞋，致使跟骨發生畸形，或產生跟腱周圍的炎症等，均會造成足跟痛。因此，工作一段時間後要注意坐位休息或變換體位，避免足部肌肉、韌帶過度疲勞。另外，足跟痛表現為急性疼痛，腫脹位於跟下，行走時疼痛加重，檢查見跟下腫脹，壓痛明顯。

一、輕症療法

方法 1

患者俯臥於床上，患側屈膝，使足底向上，先探明壓痛點，一手握其足前掌，一手握拳，對準壓痛足處，先用輕力捶擊 6～8 下，後突然改用重力猛擊 2～3 下後結束。

方法 2

一般人患了足跟痛，總會不自覺地用手去按揉患處，要想用按壓方法治療足跟痛，首先要找到局部痛點，然後用按揉法在壓痛處及其周圍施治，約進行 5 分鐘；再用彈撥法在壓痛點上（壓力不要太大）施治約 1 分鐘，最後用拇指按揉法在湧泉穴上施治約 5～30 秒用拳頭敲擊足底。

一般需 5～7 次方可。每一次按壓前可先用熱水泡患足 7～10 分鐘。

方法 3

第一節：患者俯臥，下肢伸直，放鬆肌肉，按摩者坐於患者足前，用手掌大魚際在患部做環形旋轉按摩 2～3 分鐘。

第二節：用拇指指腹於痛點中心區施壓 1 分鐘，然後在患部推壓 3 分鐘。

第三節：以右手拇、食指作鉗形捏拿足跟兩側 1～2 分鐘。

第四節：以拇指或中指指腹於湧泉、崑崙、申脈、水泉等穴，每穴點揉 30 秒。

第五節：用手掌部由跟腿止點向近心端捋順跟腱及腓腸肌 5～7 次，手法宜由輕至重，逐漸加大刺激強度至耐受極限。

第六節：患者站立，以一足平踏於地面，五趾自然張開，另一側足跟抬起，以足跟著力，呈頓挫性彈性依次擊打著地五趾。用力由輕到重，有一定節奏，動作協調，反覆擊打數十次，兩側交替進行。此方法有舒筋活絡、壯腰補腎，行氣活血功用。

方法 4

正常人的足底面，都可摸到一根粗筋，醫學上稱為跖底腱膜，它從足跟骨起向前足散開分別止於五個跖骨頭上，以維持足弓，保護足底的肌肉肌腱和足的許多小關節。由於跖底腱膜的長期反覆牽拉性損傷，引起骨膜下出血，繼之在其跟骨附著處，形成錐狀骨質增生，一般稱為跟骨骨刺。治療的方法是每日臨睡前以大拇指及食指捻揉足底面那根粗筋（即跖底腿膜），方法是順著筋腱的走向由前向後用力推捻。

另外，在進行以下治療的同時，還要避免以下三種容易引起足跟長骨刺的情況：

1. 久病，臥床時間長，足的內在肌肉因長期廢用而變得軟弱，而病後行走過度。

2. 超體重的中年人，特別是肥胖婦女，由於長期缺乏鍛鍊所致。

3. 用前足跑跳過多。發病後足跟部疼痛，行走不便。往往在下床行走時疼痛，稍加活動後減輕，勞累或行走過多時又可加重。如將患足上蹺，跖底腱膜被繃緊，痛加劇；反之，將患足向足底方向壓，使跖底腱膜鬆弛，痛即減輕。

我們知道，腳痛有許多原因，皮鞋不合腳可能是主要原因，但是另外還有一些使腳部疲倦和衰弱的因素，像行走、坐、立的時候，或在需要長時間站立或行走的活動中，腳部的姿勢不適當。

不管腳部疲乏的原因是什麼，適當的運動可以消除疲勞並加強腳部的肌肉。同時，應注意穿合腳的鞋，對於腳弓平坦、腳面加寬的人來說，更應注意買較寬大的鞋。除此之外，患有腳跟痛的人可做以下足底操，以預防疼痛的產生。

做第一節加強縱方向的腳弓

1. 把兩腳的腳趾向內轉，使彼此相對，停住。

2. 使兩腳的腳趾相對，停住。

做第二節加強蹠骨及縱方向的腳弓

1. 把兩腳的腳趾蜷緊，在這部分動作中一直保持蜷緊的姿態。

2. 使兩腳的腳趾相對，停住。

3. 把腳趾向膝蓋的方向拉起。停住。放鬆。做 10 次。

做第三節加強蹠弓

兩腳伸直，腳尖向上蜷緊腳趾，將腳趾向膝蓋方向拉起。停住。放鬆。

做第四節加強腳部向外轉肌肉

兩腳保持適度的輕鬆。腳跟固定，兩腳腳趾先相向轉動，再反方向轉動，轉動的時候要有一定的節奏。向內外各轉 20 次。

注意：在站立的時候，身體的重量應由腳跟、腳底外緣和腳掌來承擔。不要用腳的內部來負擔你身體的重量，以免使縱方向的腳弓向下塌。

二、重症療法

方法 1

體位：坐位。

部位：耳部

操作方法：以手拇指按壓耳部跟穴，按壓力量以局部酸、脹、疼能忍受為度。跟穴位於對耳輪上腳的前上方，近三角窩上部（圖 10-3）。

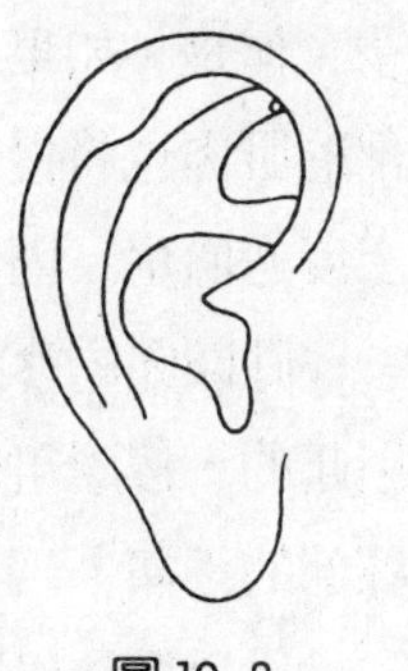

圖 10-3

功效：清熱解毒，止痛抗炎。

時間：3～5 分鐘。

關 節 痛

關節疼痛常見於各種關節外傷和關節炎症中，主要原因是由於局部的氣血循行受阻導致不通則痛的病症。採用中藥外洗有通利關節、消腫止痛的作用。故常運用於關節疼痛的治療中。

一、輕症療法

方法 1

在站立或坐下時膝蓋會有疼痛現象發生的人不少。因膝蓋疼痛而使步行發生困難，逐漸的外出次數也將減少。但是，如果不常走路的話，不但膝蓋，連腳部、腰部的肌肉也將慢慢萎縮退化。而最壞的結果就是躺在床上度過餘生。因此，儘量走路，多運動以防止老化。

膝關節的疼痛主要是因膝蓋冰冷、血液循環不良所引起的。按摩可使患部得到溫熱，促進血液循環，緩和膝部的疼痛。

用手握住患腳前腳掌，小幅度搖動踝關節。

用手指由下向上地輕摩、輕柔患處，以得到消腫的作用。

方法 2

腱鞘炎引起的關節痛：用兩手相互交換著揉按，即用右手大拇指按左手痛處，再用左手大拇指揉按右手痛處，只要有空就按堅持數月。

二、重症療法

方法 1

體位：坐位。

部位：手、足部。

操作方法：自秋季第一日起，每日點按後谿、申脈穴各 36 次。後谿穴在手小指外側本節後陷中；申脈穴在足外踝下凹陷中（圖 10-4、5）。

功效：開四肢、腰脊、目眦之氣。

時間：3～5 分鐘。

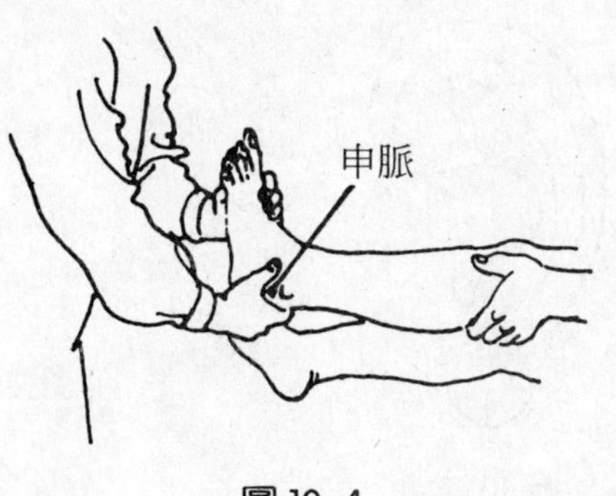

圖 10-4

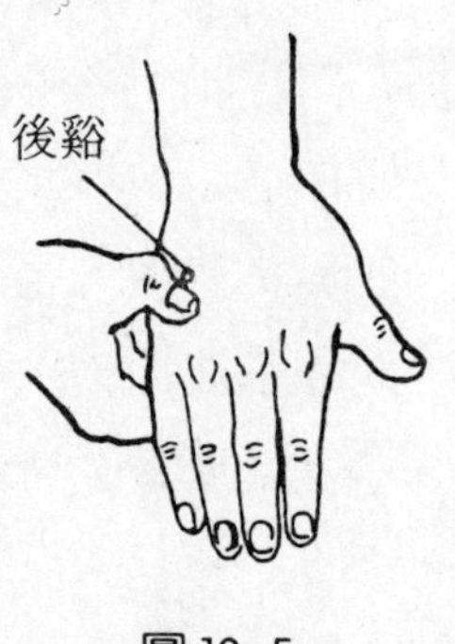

圖 10-5

方法 2

體位：坐位。

部位：耳部。

操作方法：用手指按壓耳部髖穴 5 遍以上，每遍每穴按 50 次以上，按至耳廓發熱發痛。髖穴位於對耳輪上腳的下 1／3 處（圖 10-6）。

功效：行氣止痛，消腫活血。

時間：3～5 分鐘。

方法 3

體位：坐位。

部位：耳部。

操作方法：將耳穴常規消毒，把綠豆 1.0 公分×1.0 公分的氧化鋅橡皮膏貼在耳穴痛點上，囑患者用手指每天按壓

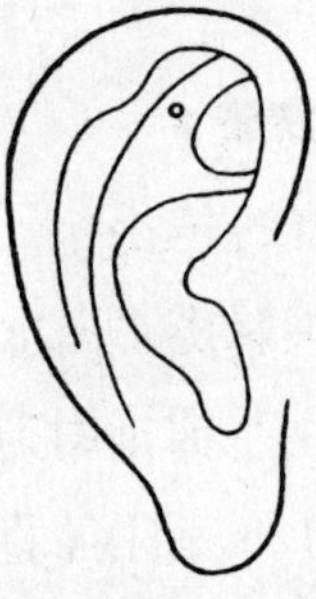

圖 10-6

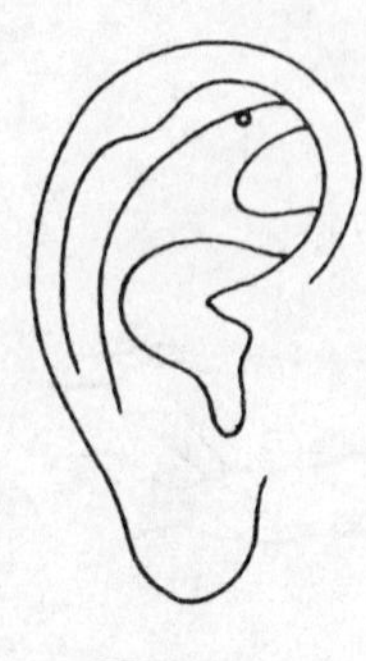

圖 10–7

三次，以加強刺激。膝穴在對耳輪上腳的中 1／3 處（圖 10–7）。

功效：抗炎消腫，祛風濕。

時間：5～10 秒。

小腿酸痛

一、輕症療法

方法 1

揉搓湧泉、三陰交穴（內踝尖直上 3 寸，當脛骨內側面後緣處）各 5 分鐘，每日 1 次。

用手拇指用力按壓委中（膕窩橫紋中央，俯臥屈膝取穴）、承山（直立，足尖著地，足跟用力上提，小腿肚正中「人」字縫尖凹陷處）兩穴，至疼痛消失為止。

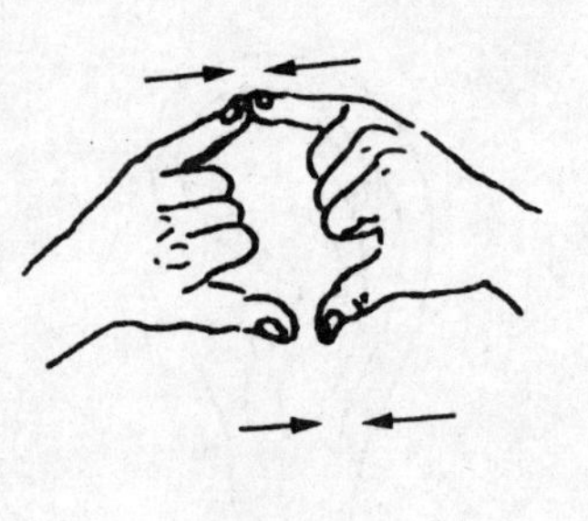

圖 10-8

二、重症療法

方法 1

體位：任意。

部位：手部。

操作方法：疼痛時，兩手大拇指甲與兩手小指甲對壓，各壓 60 次（圖 10-8）。

功效：止疼痛，通經絡。

時間：3～5 分鐘。

腕部疼痛

方法 1

體位：坐位。

部位：耳部。

操作方法：以手拇指、食指揉按耳部腕穴，以耳廓

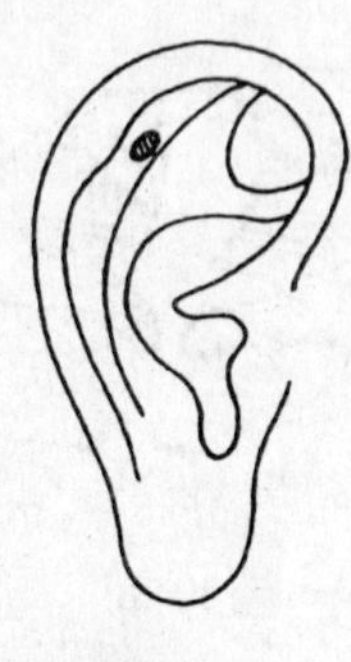

圖 10–9

出現疼痛、熱脹感或出現向對側放電勢感覺為好。將耳舟分為五等分，第二等分為腕。即在平耳輪結節突起處的耳舟部（圖 10–9）。

功效：除風濕、壯筋骨。

時間：3～5 分鐘。

方法 2

體位：坐位。

部位：耳部。

操作方法：將關節止痛膏剪成 0.5 公分×0.5 公分的方塊，中央放 1 粒用酒精消毒過的王不留行籽備用。常規消毒耳穴，將膠布貼於耳穴上，然後輕輕加壓撚動穴點的王不留行籽，直至耳廓發熱，充血，患者即感腰部疼痛減輕。一般隔 1～2 小時加壓撚穴一次。若貼膏一次疼痛不減者，於第 3 日換貼另一側耳廓。

功效：通經活絡，行氣解痛。

時間：3~5 分鐘。

手臂疼痛

一、輕症療法

方法 1

第一節：患者正坐位，放鬆平肩，按摩者與患者相對而立，雙腳同肩寬，雙手分別握於患者的雙手三指交替抖動，以幅度小、頻率快、不使患者頭部晃動為宜。避免抻、扯、牽位。主治：雙臂勞損，疼痛麻木。

第二節：以一手握患者腕屈側，另手自肩外側循手三陽經筋順序揉拿至腕部，往返數次，揉而不浮，拿而不滯，揉於肌筋，拿於皮肉。注意保護皮膚。主治：肢攣縮、腫脹、局部板滯，肌肉、關節無力，肩臂疼痛，運動障礙。

第三節：點按養老穴（左手尺骨骨尖中央，伸直手取之）5 分鐘。按摩後覺酸脹時，左外踝骨及其周圍發熱。

第四節：患者正坐或仰臥位，按摩者一手握腕，另手著力於臂部循手三陰、手三陽之經筋，由肩至腕往返重搓，速捋，著力深沈，往返連貫，逆陽為瀉，順陽為補；逆陰為補。主治：肢體麻木，頸椎病引起的肩臂疼痛，雙臂勞損，酸痛，小兒驚風，煩躁發熱。

方法 2

第一節：用掌心緊貼肘部，上下周圍擦。

第二節：搓擦手背，先以兩掌心相對摩擦至熱，再兩手交替互擦，令手背發熱。

二、重症療法

方法 1

體位：坐、站位。

部位：上肢部。

操作方法：患者端坐，按摩者立其前，令其自端肘臂於胸前，然後按摩者以一手固定患者肘端，另一手拇指及其餘四指緊握腋窩，由上至下揉捏直至時窩部。如此 30 次（圖 10-10）。揉捏時應始終以手臂內線為主，用力宜輕重適度。

功效：行氣通絡，補三陰氣。

時間：3～5 分鐘。

方法 2

體位：坐、站位。

部位：上肢部。

操作方法：當手臂以下疼痛時，宜先壓迫曲澤穴（肱動脈過處），稍後

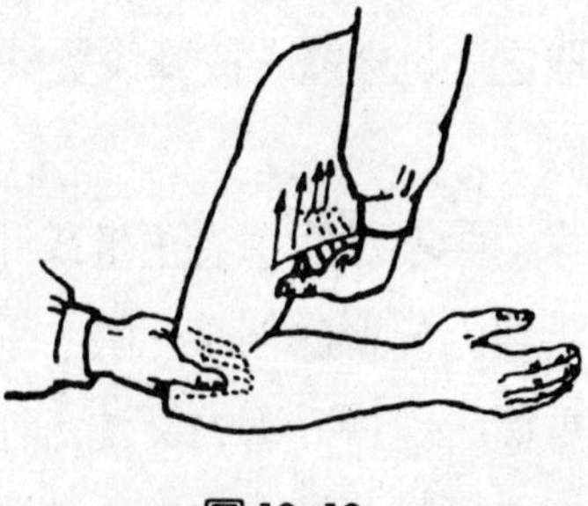

圖 10-10

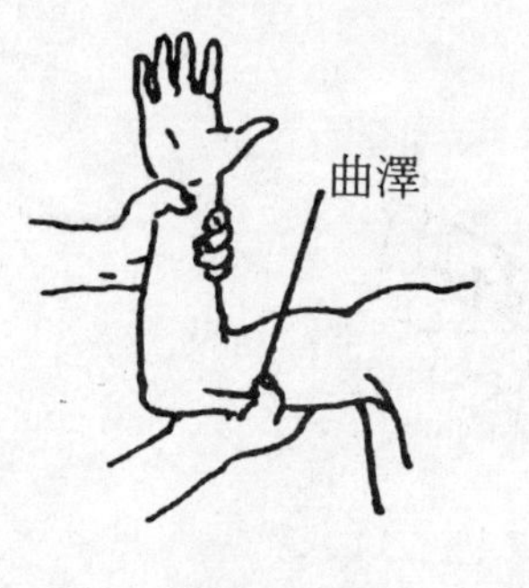

圖 10-11

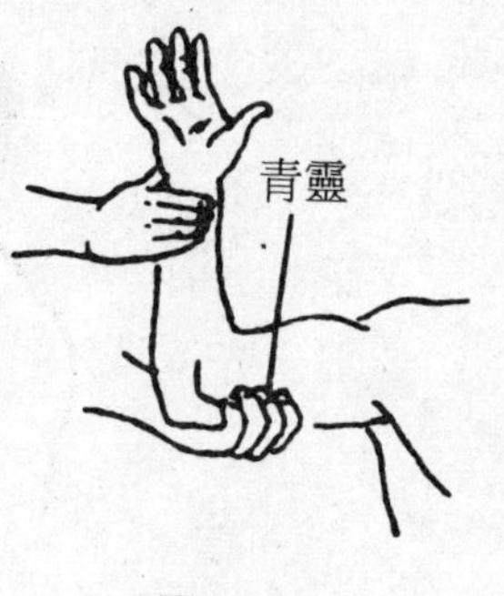

圖 10-12

放，可使前臂疼痛緩解。該穴在肘窩正中。從肘窩橫紋正中、大筋內側取之（圖 10-11）。

功效：行氣止痛。

時間：3～5 分鐘。

方法 3

體位：坐、站位。

部位：上肢部。

操作方法：當手指部止痛，宜壓放青靈穴（肱動脈過處）。穴位於肱內側之下約 1／3 處，為肱二頭肌內緣構部。舉臂，少海穴直上 3 寸，與極泉穴直線位上。當上肢後外展（手掌朝上）時拇指在後，四指對著肱二頭肌（俗稱「小老鼠」）的內側緣向肱骨壓迫；或用拇指在肱二頭肌內側壓迫（圖 10-12）。

功效：活血止痛。

時間：3～5 分鐘。

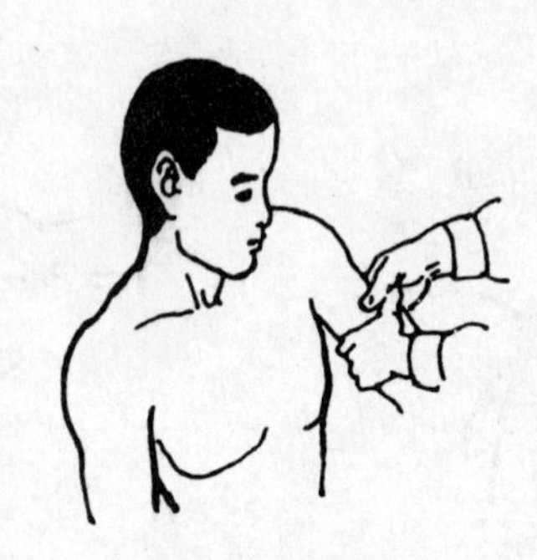

圖 10-13

痛　風

體位：坐或站立。

部位：手部。

操作方法：用兩手輪流壓在被按摩人的手部某一部位，然後用兩掌的內側攏住一塊肌肉切壓片刻，壓時應有力。攏住肌肉時宜順應肌肉紋理切壓，放開後方向一般以離心向外為佳（圖 10-13）。

功效：祛風止疼，止痛作用。

時間：3～5 分鐘。

第十一章
其他疼痛

小便熱痛證

一、輕症療法

方法 1

第一節：以指置小兒小指末節掌側面本穴上旋轉摩動100～200次。

第二節：由本穴自下向上至指根直摩100～200次。

有溫腎固本、清利下焦的作用。

二、重症療法

方法 1

體位：任意。

部位：手部。

操作方法：於申時（15～17點）揉擦後谿穴36次。後谿穴在手小指外側，本節後陷中，握拳時當掌側

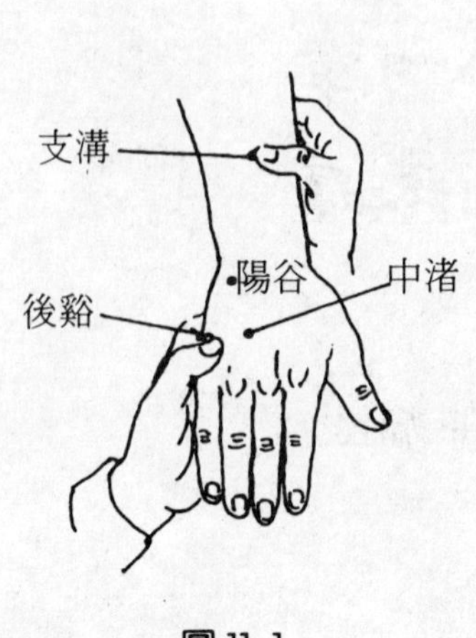

圖 11-1

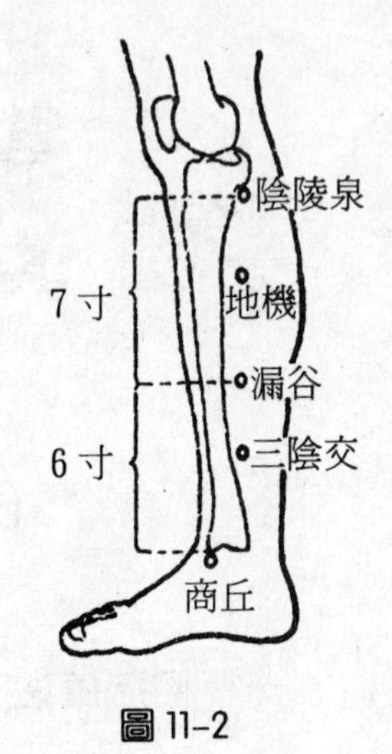

圖 11-2

橫紋頭（圖 11-1）。

功效：利小腸實熱。

時間：3～5 分鐘。

睾丸引痛

體位：站位。

站位：足部。

操作方法：用拇指指腹從上到下推取三陰交。三陰交位於足內踝尖上 3 寸處，屈膝取穴（圖 11-2）。

功效：行氣止痛。

時間：3～5 分鐘。

11. 性格測驗　敲開內心玄機　淺野八郎著　140元
12. 性格測驗　透視你的未來　淺野八郎著　160元
13. 血型與你的一生　淺野八郎著　160元
14. 趣味推理遊戲　淺野八郎著　160元
15. 行為語言解析　淺野八郎著　160元

·婦幼天地·大展編號 16

1. 八萬人減肥成果　黃靜香譯　180元
2. 三分鐘減肥體操　楊鴻儒譯　150元
3. 窈窕淑女美髮秘訣　柯素娥譯　130元
4. 使妳更迷人　成　玉譯　130元
5. 女性的更年期　官舒妍編譯　160元
6. 胎內育兒法　李玉瓊編譯　150元
7. 早產兒袋鼠式護理　唐岱蘭譯　200元
8. 初次懷孕與生產　婦幼天地編譯組　180元
9. 初次育兒 12 個月　婦幼天地編譯組　180元
10. 斷乳食與幼兒食　婦幼天地編譯組　180元
11. 培養幼兒能力與性向　婦幼天地編譯組　180元
12. 培養幼兒創造力的玩具與遊戲　婦幼天地編譯組　180元
13. 幼兒的症狀與疾病　婦幼天地編譯組　180元
14. 腿部苗條健美法　婦幼天地編譯組　180元
15. 女性腰痛別忽視　婦幼天地編譯組　150元
16. 舒展身心體操術　李玉瓊編譯　130元
17. 三分鐘臉部體操　趙薇妮著　160元
18. 生動的笑容表情術　趙薇妮著　160元
19. 心曠神怡減肥法　川津祐介著　130元
20. 內衣使妳更美麗　陳玄茹譯　130元
21. 瑜伽美姿美容　黃靜香編著　180元
22. 高雅女性裝扮學　陳珮玲譯　180元
23. 蠶糞肌膚美顏法　梨秀子著　160元
24. 認識妳的身體　李玉瓊譯　160元
25. 產後恢復苗條體態　居理安・芙萊喬著　200元
26. 正確護髮美容法　山崎伊久江著　180元
27. 安琪拉美姿養生學　安琪拉蘭斯博瑞著　180元
28. 女體性醫學剖析　增田豐著　220元
29. 懷孕與生產剖析　岡部綾子著　180元
30. 斷奶後的健康育兒　東城百合子著　220元
31. 引出孩子幹勁的責罵藝術　多湖輝著　170元
32. 培養孩子獨立的藝術　多湖輝著　170元
33. 子宮肌瘤與卵巢囊腫　陳秀琳編著　180元
34. 下半身減肥法　納他夏・史達賓著　180元
35. 女性自然美容法　吳雅菁編著　180元
36. 再也不發胖　池園悅太郎著　170元

37. 生男生女控制術　中垣勝裕著　220 元
38. 使妳的肌膚更亮麗　楊　皓編著　170 元
39. 臉部輪廓變美　芝崎義夫著　180 元
40. 斑點、皺紋自己治療　高須克彌著　180 元
41. 面皰自己治療　伊藤雄康著　180 元
42. 隨心所欲瘦身冥想法　原久子著　180 元
43. 胎兒革命　鈴木丈織著　180 元
44. NS 磁氣平衡法塑造窈窕奇蹟　古屋和江著　180 元
45. 享瘦從腳開始　山田陽子著　180 元
46. 小改變瘦 4 公斤　宮本裕子著　180 元
47. 軟管減肥瘦身　高橋輝男著　180 元
48. 海藻精神秘美容法　劉名揚編著　180 元
49. 肌膚保養與脫毛　鈴木真理著　180 元
50. 10 天減肥 3 公斤　彤雲編輯組　180 元
51. 穿出自己的品味　西村玲子著　280 元
52. 小孩髮型設計　李芳黛譯　250 元

・青春天地・大展編號 17

1. A 血型與星座　柯素娥編譯　160 元
2. B 血型與星座　柯素娥編譯　160 元
3. O 血型與星座　柯素娥編譯　160 元
4. AB 血型與星座　柯素娥編譯　120 元
5. 青春期性教室　呂貴嵐編譯　130 元
7. 難解數學破題　宋釗宜編譯　130 元
9. 小論文寫作秘訣　林顯茂編譯　120 元
11. 中學生野外遊戲　熊谷康編著　120 元
12. 恐怖極短篇　柯素娥編譯　130 元
13. 恐怖夜話　小毛驢編譯　130 元
14. 恐怖幽默短篇　小毛驢編譯　120 元
15. 黑色幽默短篇　小毛驢編譯　120 元
16. 靈異怪談　小毛驢編譯　130 元
17. 錯覺遊戲　小毛驢編著　130 元
18. 整人遊戲　小毛驢編著　150 元
19. 有趣的超常識　柯素娥編譯　130 元
20. 哦！原來如此　林慶旺編譯　130 元
21. 趣味競賽 100 種　劉名揚編譯　120 元
22. 數學謎題入門　宋釗宜編譯　150 元
23. 數學謎題解析　宋釗宜編譯　150 元
24. 透視男女心理　林慶旺編譯　120 元
25. 少女情懷的自白　李桂蘭編譯　120 元
26. 由兄弟姊妹看命運　李玉瓊編譯　130 元
27. 趣味的科學魔術　林慶旺編譯　150 元
28. 趣味的心理實驗室　李燕玲編譯　150 元

31. 從星座透視健康	席拉・吉蒂斯著	180 元
32. 愉悅自在保健學	野本二士夫著	160 元
33. 裸睡健康法	丸山淳士等著	160 元
34. 糖尿病預防與治療	藤山順豐著	180 元
35. 維他命長生寶典	菅原明子著	180 元
36. 維他命 C 新效果	鐘文訓編	150 元
37. 手、腳病理按摩	堤芳朗著	160 元
38. AIDS 瞭解與預防	彼得塔歇爾著	180 元
39. 甲殼質殼聚糖健康法	沈永嘉譯	160 元
40. 神經痛預防與治療	木下真男著	160 元
41. 室內身體鍛鍊法	陳炳崑編著	160 元
42. 吃出健康藥膳	劉大器編著	180 元
43. 自我指壓術	蘇燕謀編著	160 元
44. 紅蘿蔔汁斷食療法	李玉瓊編著	150 元
45. 洗心術健康秘法	竺翠萍編譯	170 元
46. 枇杷葉健康療法	柯素娥編譯	180 元
47. 抗衰血癒	楊啟宏著	180 元
48. 與癌搏鬥記	逸見政孝著	180 元
49. 冬蟲夏草長生寶典	高橋義博著	170 元
50. 痔瘡・大腸疾病先端療法	宮島伸宜著	180 元
51. 膠布治癒頑固慢性病	加瀨建造著	180 元
52. 芝麻神奇健康法	小林貞作著	170 元
53. 香煙能防止癡呆？	高田明和著	180 元
54. 穀菜食治癌療法	佐藤成志著	180 元
55. 貼藥健康法	松原英多著	180 元
56. 克服癌症調和道呼吸法	帶津良一著	180 元
57. B 型肝炎預防與治療	野村喜重郎著	180 元
58. 青春永駐養生導引術	早島正雄著	180 元
59. 改變呼吸法創造健康	原久子著	180 元
60. 荷爾蒙平衡養生秘訣	出村博著	180 元
61. 水美肌健康法	井戶勝富著	170 元
62. 認識食物掌握健康	廖梅珠編著	170 元
63. 痛風劇痛消除法	鈴木吉彥著	180 元
64. 酸莖菌驚人療效	上田明彥著	180 元
65. 大豆卵磷脂治現代病	神津健一著	200 元
66. 時辰療法—危險時刻凌晨 4 時	呂建強等著	180 元
67. 自然治癒力提升法	帶津良一著	180 元
68. 巧妙的氣保健法	藤平墨子著	180 元
69. 治癒 C 型肝炎	熊田博光著	180 元
70. 肝臟病預防與治療	劉名揚編著	180 元
71. 腰痛平衡療法	荒井政信著	180 元
72. 根治多汗症、狐臭	稻葉益巳著	220 元
73. 40 歲以後的骨質疏鬆症	沈永嘉譯	180 元
74. 認識中藥	松下一成著	180 元

75. 認識氣的科學	佐佐木茂美著	180 元
76. 我戰勝了癌症	安田伸著	180 元
77. 斑點是身心的危險信號	中野進著	180 元
78. 艾波拉病毒大震撼	玉川重德著	180 元
79. 重新還我黑髮	桑名隆一郎著	180 元
80. 身體節律與健康	林博史著	180 元
81. 生薑治萬病	石原結實著	180 元
83. 木炭驚人的威力	大槻彰著	200 元
84. 認識活性氧	井土貴司著	180 元
85. 深海鮫治百病	廖玉山編著	180 元
86. 神奇的蜂王乳	井上丹治著	180 元
87. 卡拉 OK 健腦法	東潔著	180 元
88. 卡拉 OK 健康法	福田伴男著	180 元
89. 醫藥與生活	鄭炳全著	200 元
90. 洋蔥治百病	宮尾興平著	180 元
91. 年輕 10 歲快步健康法	石塚忠雄著	180 元
92. 石榴的驚人神效	岡本順子著	180 元
93. 飲料健康法	白鳥早奈英著	180 元
94. 健康棒體操	劉名揚編譯	180 元
95. 催眠健康法	蕭京凌編著	180 元
96. 鬱金（美王）治百病	水野修一著	180 元
97. 醫藥與生活	鄭炳全著	200 元

・實用女性學講座・大展編號 19

1. 解讀女性內心世界	島田一男著	150 元
2. 塑造成熟的女性	島田一男著	150 元
3. 女性整體裝扮學	黃靜香編著	180 元
4. 女性應對禮儀	黃靜香編著	180 元
5. 女性婚前必修	小野十傳著	200 元
6. 徹底瞭解女人	田口二州著	180 元
7. 拆穿女性謊言 88 招	島田一男著	200 元
8. 解讀女人心	島田一男著	200 元
9. 俘獲女性絕招	志賀貢著	200 元
10. 愛情的壓力解套	中村理英子著	200 元
11. 妳是人見人愛的女孩	廖松濤編著	200 元

・校園系列・大展編號 20

1. 讀書集中術	多湖輝著	180 元
2. 應考的訣竅	多湖輝著	150 元
3. 輕鬆讀書贏得聯考	多湖輝著	180 元
4. 讀書記憶秘訣	多湖輝著	180 元

國家圖書館出版品預行編目資料

神奇止痛療法——100 種點按法／漆　浩主編
——初版，——臺北市，品冠文化，2003〔民 92〕
面；21 公分，——（傳統民俗療法；12）
ISBN 957-468-196-3（平裝）
1.經穴
413.912　　91022649

神奇止痛療法

ISBN 957-468-196-3

主 編 者／漆　浩
撰 稿 者／周　榮　吳右龍　陳玉川　于　建　吳又安　鍾建華
責任編輯／洪宛平
發 行 人／蔡孟甫
出 版 者／品冠文化出版社
社　　址／台北市北投區（石牌）致遠一路 2 段 12 巷 1 號
電　　話／（02）28233123・28236031・28236033
傳　　眞／（02）28272069
郵政劃撥／19346241
E-mail　／dah_jaan@yahoo.com.tw
承 印 者／高星印刷品行
裝　　訂／協億印製廠股份有限公司
排 版 者／弘益電腦排版有限公司
初版 1 刷／2003 年（民 92 年）3 月

定　價／200 元